TROIS ANS

AU

PALAIS-BOURBON.

PAR LE GÉNÉRAL LAMBOT,

Aide de camp de feu Mgr le duc de Bourbon,
dernier prince de Condé.

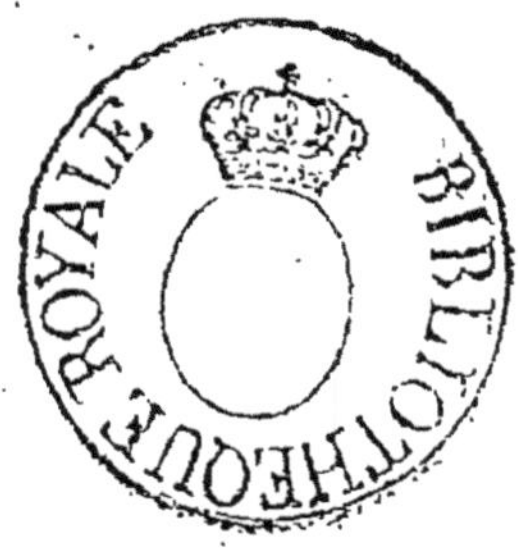

Paris.

IMPRIMERIE-LIBRAIRIE DE G.-A. DENTU,

RUE DU COLOMBIER, N° 21 ;

ET PALAIS-ROYAL, GALERIES D'ORLÉANS, N° 13.

M D CCC XXXI.

Cet écrit était commencé depuis long-temps, mais la vive et profonde tristesse que j'éprouvais à m'en occuper, et qui se renouvelait à chaque souvenir, m'a empêché de céder plutôt aux vœux réitérés de mes amis, en le livrant à la publicité.

P. L.

13 juin 1831.

[illegible] [illegible] [illegible] [illegible]
[illegible] [illegible] [illegible] [illegible]
[illegible] [illegible] [illegible]
[illegible] [illegible] [illegible] [illegible]
[illegible] [illegible] [illegible] [illegible]

[illegible]

TROIS ANS

AU PALAIS-BOURBON.

———

S. A. R. Mgr le duc de Bourbon possédait, à l'époque de la révolution, des fiefs en Provence, dans
lesquels il avait sa propre juridiction : la ville de
Cotignac, les comtés de Carcès et de Flassans en
dépendaient. Mon grand - père était juge à Carcès; son fils aîné lui succéda; et mon père, son
second fils, le fut à Cotignac. Ma famille, ainsi
liée par d'anciens rapports à la maison de Condé,
lui portait un attachement et un dévoûment na-
turels; et ce fut la principale cause des persécu-
tions qu'elle éprouva pendant la révolution, et
qui forcèrent enfin mon père et moi à émigrer.
J'avais alors dix-sept ans, et j'entrai successivement au service militaire d'Angleterre et de Suède.

A ma rentrée en France, en 1814, l'appui
dont m'honora M. le duc de Bourbon me fit

nommer lieutenant-colonel du régiment d'infan-
terie de son nom (9ᵉ de ligne.) Je continuai ma
carrière militaire, et j'étais depuis deux ans retiré dans mes foyers, en Provence, comme ma-
réchal-de-camp en traitement de disponibilité,
lorsque je reçus l'avis, au mois d'octobre 1827,
que le baron de Saint-Jacques, secrétaire des
commandemens militaires et aide-de-camp de
M. le duc de Bourbon, avait demandé et obtenu
de se retirer, et que Son Altesse Royale m'appelait auprès de sa personne pour le remplacer.
Je me rendis à Paris, et de là à Chantilly, où je
fus de suite installé dans mes fonctions.

La cour de Son Altesse Royale se composait
dans ce moment des personnes dont les noms
suivent :

M. le comte de Lavillegontier, premier gentilhomme de la chambre; Mᵐᵉ la comtesse sa
femme, et son fils M. Fernaud de Lavillegontier,
qui n'avait encore aucun titre dans la maison;

M. le comte de Quesnay, écuyer-commandant,
et la comtesse sa femme;

Le baron Dawes de Flassans, écuyer, et sa
femme;

Le comte de Choulot, capitaine des chasses,
et sa femme;

Le vicomte de Belzunce, gentilhomme de la

chambre; sa femme, et Mme la marquise de Saint-Aulaire, sa belle-mère;

M. le baron de Préjan, gentilhomme de la chambre, et sa femme;

Le vicomte de Masin, gentilhomme de la chambre;

M. Georges Dawes, écuyer;

Mme la comtesse de Dortans, dame d'honneur de feu Mme la princesse de Condé;

Mme la baronne de Feuchères;

Le comte de Jonville, colonel aide-de-camp, et sa femme;

Le prince Louis de Rohan s'y trouvait aussi, et passait avec son auguste parent une partie de l'année à Chantilly.

Tout le monde sait que Mme la baronne de Feuchères avait une influence presque absolue dans la maison. Elle était liée, depuis bien des années, d'une étroite amitié avec M. et Mme de Choulot.

Je ne tardai pas à m'apercevoir que la comtesse de Lavillegontier n'avait pas lieu d'être satisfaite de sa position; et dans une conversation que j'eus avec le comte son mari, il m'en expliqua la cause. Elle avait pensé qu'étant épouse du premier gentilhomme de la chambre, elle devait tenir le premier rang parmi les dames, et faire les honneurs de la maison ; mais les choses ne se passaient point ainsi. M. et Mme de Lavillegontier désiraient naturellement que cette position cessât ; que Mme de Lavillegontier rentrât dans ce qu'on pouvait appeler ses attributions. Ils souhaitaient aussi obtenir pour M. Fernand, leur fils, jeune homme d'une tournure et de manières agréables, une position auprès du prince ; et une place de gentilhomme de la chambre formait l'objet de leurs vœux ; mais monseigneur ne les accordait pas facilement. Ils sentirent à quelle influence il fallait s'adresser. Mme de Feuchères voulut bien se charger de demander au prince la nomination de M. Fernand, et elle fut accordée. Une grande intimité s'établit alors entre cette famille et Mme de Feuchères. Il en résulta que, vers ce temps, M. de Choulot eut des démêlés avec la baronne, et se décida brusquement à partir au milieu de l'hiver pour les eaux d'Ischia.

Cependant le voyage de Chantilly finit, et le prince et sa cour rentrèrent à Paris dans les premiers jours de février 1828. Alors aussi il fut décidé que Mme de Lavillegontier ferait les honneurs au Palais-Bourbon. Elle recevait les dames, de même que M. de Lavillegontier, comme premier gentilhomme, recevait les hommes. Rien ne parut plus simple ; cependant on y trouva par la suite des inconvéniens. Le prince ne se les était pas dissimulés, et il n'avait consenti à cet arrangement que par complaisance. Il ne dura qu'un hiver.

Comme monseigneur passait à la chasse la plus grande partie de son temps, il ne venait à Paris que le samedi soir, et y restait le dimanche. Quelquefois il venait le mardi, qui était le jour où Mme de Feuchères avait chez elle un grand dîner. Le prince Louis de Rohan, la famille Lavillegontier et moi, nous dînions presque constamment chez Mme de Feuchères. Dans la soirée, Mme de Lavillegontier et son fils allaient avec la baronne au spectacle, et souvent le prince Louis les rejoignait. M. de Lavillegontier et moi y accompagnions rarement ces dames.

Depuis long-temps, il était question d'un établissement que le duc de Bourbon avait l'intention de fonder à Ecouen. Le général Montgardé, mû par un vif sentiment d'intérêt pour la gloire du prince, avait travaillé depuis deux ans à faire réussir cette affaire. Le général Coutard, qui s'y intéressait aussi, donnait à M. de Montgardé de fréquentes permissions de s'absenter de son commandement de Chartres pour venir à Chantilly. Le prince désirait beaucoup fonder un établissement qui était bien dans son cœur, mais il temporisait, et en voici la raison. Il était en ce moment en litige avec le domaine, qui réclamait de lui des sommes considérables. En vertu d'une loi de 1790, la nation avait fait rentrer dans le domaine de l'Etat les forêts du Clermontois, qui avaient été jadis concédées au grand Condé comme récompense de services et d'indemnités pour des sommes par lui fournies à l'Etat. Au commencement de la restauration, on aurait pu facilement faire rapporter cette loi, mais on n'y avait pas songé; et à l'époque dont je parle, la chose était devenue impossible. Le fisc avait consenti à mettre ces domaines du Clermontois sur le même pied que les *domaines engagés*, et à les considérer comme tels. Cependant l'administration du prince avait déjà gagné du temps. Cette affaire ayant commencé sous le ministère de M. de Villèle, se continua sous celui de M. Roy, mais on pouvait croire qu'on la laisserait traîner en longueur durant la vie du prince. Ce fut dans cette espérance que M. de Gatigny, intendant-général, qui, jusqu'alors, avait mis obstacle à l'établissement d'Ecouen, vivement pressé par Mme de Feuchères, finit par y consentir. Le prince écrivit au Roi pour lui annoncer son intention, et luidemander son agrément. Sa Majesté l'accorda avec empressement. Une commission fut instituée, composée de :

M. le maréchal prince de Hohenlohe, président,

M. le duc de Damas-Crux,

M. le comte de Coutard,

M. le baron de Montgardé,

M. le comte de Larochejaquelein,

M. le baron de Lambot,

M. le comte de Bourbon-Conti.

La circulaire dont la teneur suit fut adressée aux membres de cette commission :

« J'ai l'intention, monsieur, d'après l'autori-
« sation qui m'en a été accordée par le Roi, de
« former un établissement au château d'Ecouen
« pour l'éducation des fils de chevaliers de Saint-
« Louis et du mérite militaire.

« Avant de présenter à Sa Majesté les bases
« de cet établissement, je désire m'entourer de
« personnes éclairées qui puissent me présenter
« les moyens capables d'assurer la meilleure exé-
« cution.

« Je verrais donc avec plaisir que vous vou-
« lussiez bien faire partie du comité que je dois
« réunir pour cet objet.

« Recevez, je vous prie, monsieur, l'assurance
« de l'estime particulière que je vous ai vouée. »

L.-H.-J. DE BOURBON.

La commission s'assembla le mercredi 27 février 1828, pour entendre un rapport de M. de Gatigny. Ce rapport posait les bases sur lesquelles le prince devait établir sa fondation. « Le duc de
« Bourbon, y était-il dit, avait d'abord pensé à
« fonder une Ecole militaire, mais le prince a
« fait une réflexion bien juste, et digne de son
« cœur paternel. Tous les jeunes gens n'ont pas
« le goût des armes; pourquoi les forcer à suivre
« une carrière opposée à leur inclination natu-
« relle? Son Altesse royale a donc décidé que
« l'éducation à l'Ecole d'Ecouen sera celle que
« l'on reçoit dans les colléges, et qu'alors chaque
« élève pourrait dans ses études acquérir les con-
« naissances nécessaires à l'état qu'il voudra em-
« brasser. »

La commission fut d'autant plus surprise de voir que le prince eût l'intention d'établir une Ecole qui ne fût pas militaire, qu'il paraissait certain que le général Montgardé avait reçu l'assurance d'en être nommé gouverneur, sur le pied militaire. M. de Gatigny avait au contraire le désir que ce fût un établissement civil, pour en conserver la direction pendant et après le prince. Il lui avait fait entendre que si c'était un établissement militaire, le comité des chevaliers de Saint-Louis s'en emparerait, et dirigerait une entreprise dont il ne resterait au prince que la dépense. Monseigneur reçut à cet égard des préventions; et quelque mal fondées qu'elles fussent, il ne put jamais entièrement en revenir. Un dimanche soir, le prince de Hohenlohe, le duc de Damas et le général Coutard vinrent au Palais-Bourbon, et entourèrent le prince pour l'entretenir. Il en fut tellement contrarié, qu'il se retira de suite dans son appartement, où il me fit appeler : *Comment, Lambot,* me dit-il en colère, *vous aussi, vous vous mêlez de ces intrigues ! Pourquoi vient-on dans mon salon se jeter sur moi en masse pour me parler de ces affaires ? Comment entrez-vous dans une pareille ligue, et comment souffrez-vous cela ?* Je répondis au prince que j'étais désolé d'avoir encouru son déplaisir, mais que je ne savais vraiment pas ce qu'il voulait me dire. En effet, le prince m'ayant vu causer un moment avec ces messieurs (qui cependant ne m'avaient rien dit de leur projet de lui parler d'Écouen), s'était imaginé que j'étais d'accord avec eux. D'après les explications que je lui donnai, monseigneur fut bientôt convaincu que j'étais entièrement étranger à tout cela. Le fait est qu'il s'était irrité hors de propos. Ces messieurs étaient venus seulement pour lui dire qu'en établissant son École, il pourrait peut-être se charger des enfans qui se trouvaient au collége de Versailles, appartenant à la Société paternelle des chevaliers de Saint-Louis, qui n'avait plus les moyens de continuer les frais de leur éducation. Le général Bertier de Sauvigny se chargea ensuite de rédiger un Mémoire au prince sur le même sujet, écrit dans les termes les plus respectueux, les plus convenables, et en même temps les plus honorables pour la maison de Condé. Je le remis à monseigneur, espérant qu'il me le rendrait pour lui en faire un rapport, mais il n'en fut rien, et il me défendit de lui en parler, tant il était dominé par les préventions qu'il avait reçues, et qui ne s'effacèrent jamais. Il me disait souvent : *Je ne veux pas que ces messieurs de l'association des chevaliers de Saint-Louis se mêlent de mon affaire, qui est tout à fait séparée de la leur.*

Vers le 1er avril, M. de Gatigny se trouva très-gravement malade, ce qui engagea Son Altesse royale à me charger provisoirement du portefeuille de l'intendance générale, par un ordre, signé de sa main, le 6 avril 1828. On avait donné au prince quelques inquiétudes sur l'état dans lequel pouvaient se trouver ses affaires, M. de Gatigny étant en même temps chargé de l'administration et de la caisse ; ce qui, sans doute, était une irrégularité. *Ah !* disait monseigneur, *je croyais mourir avant Gatigny, et alors c'eût été à lui à s'arranger ; je ne m'étais pas attendu à avoir le souci de me mêler de tout cela.* Je pris possession, en présence du conseil du prince, du portefeuille de l'intendance et de la caisse, dans laquelle il se trouvait environ six millions en numéraire ou en bons du Trésor. Tout fut trouvé dans le plus grand ordre, et ne pouvait que faire honneur à la probité et à la gestion de M. de Gatigny, qui mourut quelques jours après. M. le baron de Surval fut nommé pour le remplacer.

Dans le mois de mars, le prince fut lui-même assez gravement indisposé ; l'anniversaire de la mort de son fils était toujours pour lui une époque de douleur, qui influait sur sa santé ; la mort de M. de Gatigny, aussi, l'avait affecté. Une autre circonstance vint le contrarier : M. le comte de Quesnay lui avait demandé sa retraite : cette séparation lui avait été également sensible. Ce fut à cette occasion qu'il m'apprit qu'il n'avait pas fait son testament, mais que certainement il avait l'intention de le faire; qu'on ne devait pas douter qu'il n'agît, à cet égard, ainsi qu'il le devait; que ses serviteurs avaient tort de prendre l'initiative en demandant leur retraite. *Cela a l'air,* me dit-il, *de craindre que je ne fasse pas ce que je dois faire.*

Lorsque le prince était malade, ce qui le contrariait le plus était qu'on le sût, et qu'on fît demander de ses nouvelles. Dès le commencement de son indisposition, quelqu'un fut envoyé du Palais-Royal pour en avoir; monseigneur m'ordonna d'y aller de suite, de sa part, remercier Mme la duchesse d'Orléans et Mlle d'Orléans, et leur dire qu'il était tout à fait bien, et qu'il serait venu lui-même les remercier de leur attention, s'il ne trouvait pas autant de difficulté à monter l'escalier, à cause de sa jambe.

Cependant, à cette époque, je compris qu'il y avait une négociation sur pied pour engager monseigneur à adopter un des fils de M. le duc d'Orléans. Lorsque je fus à Neuilly pour y être présenté, il en fut légèrement question.

M. le duc de Bourbon m'ayant déjà, dans une occasion, parlé de son testament, je pouvais raisonnablement en conclure qu'il était possible qu'il m'en reparlât, et qu'il me demandât à ce

sujet des renseignemens ou des notes. J'occupais auprès de lui le même emploi de confiance
qu'avait eu le baron de Saint-Jacques; j'étais
constamment de service, comme aide-de-camp,
secrétaire des commandemens pour la partie militaire, et ayant la direction du cabinet; le testament pouvait devenir une affaire de cabinet ou
d'administration, et il était probable que le prince
s'adresserait à moi ou au baron de Surval. Dans
cette position, et d'après ce que j'avais appris
d'un projet d'adoption, je crus devoir chercher
à connaître quels étaient les sentimens du roi
Charles X. Je demandai une audience à Sa Majesté; je lui exposai « que M. le duc de Bour-
« bon avait été assez gravement indisposé; qu'il
« était à ma connaissance que Son Altesse royale
« n'avait encore fait aucune disposition testa-
« mentaire, mais qu'il serait possible qu'il y
« pensât d'un moment à l'autre; que, dans le
« cas où je me trouverais avoir quelque influence
« sur la décision du prince, je serais heureux de
« connaître les désirs de Sa Majesté, et s'il lui
« serait agréable que monseigneur fît choix d'un
« des frères de Mme la duchesse de Berri pour
« succéder à ses titres et à sa fortune, ou s'il
« préférerait en effet que cette disposition fût
« faite en faveur de l'un des fils de M. le duc
« d'Orléans; que, dans tous les cas, il faudrait

« éviter de laisser cette belle fortune des Condés
« se disperser, et ce glorieux nom s'éteindre
« avec le prince. » Il me parut que le Roi n'é-
tait pas disposé à traiter ce sujet : il ne s'expliqua pas, et je conclus que Sa Majesté n'avait pas
l'intention de s'en occuper.

J'avais pensé que, dans l'intérêt de la famille
royale et de la France, il eût été à souhaiter que
M. le duc de Bourbon se fût décidé à adopter
l'un des oncles de M. le duc de Bordeaux. Ce
jeune prince, d'origine française, pouvait être
rendu à la France par la naturalisation : en lui
donnant une éducation forte et des principes so-
lides, il devenait naturellement un des plus fer-
mes appuis de son neveu, plus jeune que lui de
quelques années; et soit dans le présent, soit
dans l'avenir, la réalisation de cette idée aurait
pu avoir peut-être des résultats avantageux pour
la monarchie.

Avant de communiquer cette pensée au Roi,
j'en avais causé avec plusieurs personnes de la
cour. Les unes ne se trouvaient pas en mesure
d'en parler; d'autres, trop occupées de leurs
propres intérêts, ne sentaient pas la portée d'un
pareil projet. Je fus donc contraint de m'abste-
nir, et d'attendre que le temps et les circonstances m'indiquassent quelle route je devais
suivre dans cette affaire.

Peu de temps après, étant allé à Neuilly, j'y eus un assez long entretien avec M. le duc d'Orléans : je m'aperçus qu'il était dans une étrange erreur; il croyait que M. le duc de Bourbon serait tout porté à adopter l'un de ses fils, sans l'opposition de Mme de Feuchères, tandis qu'en réalité monseigneur n'avait aucune idée arrêtée à cet égard. Il a fallu que M. le duc d'Orléans vît lui-même la chose d'aussi près qu'il la vit ensuite, pour être désabusé de cette opinion.

Comme je savais que le prince n'avait pas encore pensé à faire de dispositions testamentaires; que je croyais voir, à cet égard, de l'indifférence dans la famille royale et à la cour, je ne pouvais seul et sans appui, sans l'aveu du Roi, tenter de suggérer au prince le projet dont l'exécution m'aurait paru préférable. Je dus me dire que rien ne pouvait être plus désastreux que de voir le prince mourir dans cet état de choses. Je pensai à cette foule de gens qui l'entouraient, qui ne vivaient, eux et leur famille, que de ses bienfaits; aux malheureux serviteurs qui auraient peut-être porté leur maître chéri à sa dernière demeure, et n'auraient su le lendemain où trouver les moyens de soutenir leur existence. Cette idée était affreuse. Le prince, passionné pour la chasse, faisait souvent des chutes de cheval, et donnait à appréhender pour lui une mort soudaine, et qui pouvait lui ravir la possibilité de mettre ordre à ses affaires (1).

Pénétré de ces idées, j'en parlai à Mme de Feuchères. Je lui dis qu'il me paraissait que M. le duc d'Orléans pensait qu'elle seule mettait obstacle à ce que le duc de Bourbon adoptât l'un de ses fils, et je lui répétai les expressions mêmes dont M. le duc d'Orléans s'était servi : *M. le duc de Bourbon sait parfaitement ce qu'il aurait à faire comme prince du sang, cependant il ne le fait pas; et il est probable que si Mme de Feuchères ne lui en parle, il ne s'en occupera pas. Il fera comme font les princes, et ce qui leur est plus commode, lorsqu'une chose les embarrasse, ils ne font rien du tout.*

Mme de Feuchères me parut être dans une assez grande indifférence que le prince pensât ou non à une adoption, à moins qu'elle n'y eût quelque chose à gagner. Elle m'apprit que monseigneur lui avait déjà assuré Saint-Leu, dont elle touchait les revenus, et elle était contente de son sort. Elle me dit aussi qu'il lui avait été fait *des offres magnifiques, si elle voulait s'occuper de décider le prince à une adoption;*

---

(1) On m'avait assuré que le prince n'ayant pas d'héritiers directs, sa succession serait dispersée; que le roi d'Angleterre et un évêque petit souverain d'Allemagne y avaient droit; et que la maison de Rohan en aurait aussi une partie minime.

mais elle s'était refusée à entamer la négociation, à moins qu'on ne lui fît rendre son entrée à la cour. Quant à recevoir de l'argent, elle rejetait cette idée bien loin, disant qu'elle n'accepterait rien que du prince, et qu'elle était sûre qu'il lui donnerait plus qu'elle ne voudrait. Je fis observer à Mme de Feuchères que ce serait une chose bien sérieuse, si le prince venait à mourir sans avoir rien réglé pour l'avenir de sa maison, surtout lorsqu'elle seule se trouverait avoir un sort assuré après sa mort. Elle y réfléchit, et se décida à aller à Neuilly voir M. le duc d'Orléans. Je l'y accompagnai. Dans la conversation, Mme de Feuchères assura le duc qu'elle ne demandait pas mieux que de voir M. le duc de Bourbon adopter un de ses fils, mais que la difficulté était de lui en parler; que quant à elle, elle s'en chargerait volontiers, si elle pouvait convaincre le prince qu'elle y gagnerait quelque chose, par exemple, si on voulait lui rendre son entrée à la cour; mais, à moins de cela, elle ne croyait pas pouvoir l'entreprendre, persuadée qu'elle ne réussirait pas si elle ne pouvait démontrer à monseigneur qu'*elle y gagnerait quelque chose,* et elle en revenait toujours à cette phrase.

M. le duc d'Orléans rendit sans doute compte

au roi de cette visite, et de tout ce qui s'y était passé. Je le pensai du moins, lorsque quelques jours après, je reçus une lettre du premier gentil-homme de la chambre, qui me prévenait que Sa Majesté me recevrait à huit heures du soir.

Je me rendis aux ordres du roi. Dans une conversation assez prolongée, Sa Majesté me fit part du désir qu'elle avait que M. le duc de Bourbon adoptât l'un des fils de M. le duc d'Orléans. Le roi me chargea d'en parler spécialement à Mme de Feuchères, et de lui dire qu'elle ferait une chose qui lui serait agréable, en engageant le prince à se décider à cette adoption.

Je m'acquittai des ordres de Sa Majesté; et voyant l'impossibilité de faire prévaloir mon projet de voir un oncle de Mgr le duc de Bordeaux appelé à porter le nom de *Condé*, je m'occupai à faire réussir le plan qui paraissait le seul praticable, puisqu'il entrait dans les intentions du roi. Mme de Feuchères reçut avec le respect convenable les paroles que je lui portai, mais elle aurait voulu que je lui eusse dit que Sa Majesté consentait à lui rendre son entrée à la cour. C'est la seule chose sur laquelle elle revenait toujours, et rien cependant ne paraissait se préparer dans ce but. Mme la dauphine continuait de se montrer d'une sévérité absolue sur ce point. La duchesse d'Orléans lui avait parlé de la visite de Mme de Feuchères à Neuilly, et sa seule réponse avait été : *J'espère que vous n'avez pas reçu cette femme - là? Non,* répondit la duchesse, *c'est mon mari qui l'a reçue.*

Cette importante affaire et celle d'Ecouen me donnèrent lieu d'avoir avec Mme de Feuchères des relations fréquentes et confidentielles. Elle voyait en moi un homme franc, complètement désintéressé. Elle aurait bien voulu partager sa confiance pour ces affaires majeures entre M. le comte de Lavillegontier et moi, mais elle s'aperçut qu'il n'avait pas de secret pour sa femme, ce qui la détourna souvent de le consulter, comme je l'y avais d'ailleurs engagée, cela m'ayant paru tout simple, à cause de l'intimité qui existait entre les deux familles. Je restai donc seul dans cette position de confiance auprès d'elle, ce qui a été cause d'une méprise. Entre autres bruits répandus sans aucun fondement, on a dit que j'avais autrefois connu Mme de Feuchères en Angleterre, et que c'était elle qui m'avait fait entrer dans la maison du prince à l'époque de la retraite du baron de Saint-Jacques. On verra tout à l'heure combien cette supposition est éloignée de la vérité, et que j'ai fait pour la première fois la connaissance de cette dame en 1824.

Tant que Mgr le prince de Condé vécut, je fus toujours reçu par lui avec bienveillance; mais lorsqu'après la mort de son père, M. le duc de Bourbon revint d'Angleterre, et se fixa à Paris, je trouvai, chaque fois que je me présentai pour le voir, des obstacles qui me tinrent éloigné du Palais-Bourbon, sans que je pusse savoir pourquoi ni comment. Lors d'un voyage que je fis à Paris, en 1820, un officier-général (le baron de Vautré), mon ancien colonel au régiment de Bourbon, qui fréquentait beaucoup la maison du prince, m'avertit qu'on avait fait à Son Altesse royale, sur mon compte, des rapports qui l'avaient affectée; qu'on lui avait même écrit pour lui dire que ni moi ni les miens n'étions attachés à sa famille. A mon retour à Cambrai, où le régiment dont j'étais colonel tenait alors garnison, je me décidai à écrire au prince pour détruire ces faux bruits, et il daigna me faire une réponse pleine de bienveillance et d'intérêt. En 1822, j'arrivai à Paris avec mon régiment. Le général Vautré me proposa de me présenter au colonel Feuchères, alors aide-de-camp du prince, dans la vue d'aplanir les difficultés que j'éprouvais toujours à être admis à faire ma cour au Palais-Bourbon. Quelques jours après, il me présenta au colonel Feuchères, et, plus tard, je reçus une invitation *pour aller au spectacle à Saint-Leu.* Je sus qu'il devait y avoir un grand dîner; et une invitation simple pour le spectacle parut inusitée à quelqu'un qui savait, comme moi, avec quels égards on était accueilli dans la maison de Condé. Je devais faire un voyage à Falaise; je le devançai pour avoir occasion d'envoyer une excuse. Je ne reçus plus d'invitations, et peu après je partis avec mon régiment pour la campagne d'Espagne. De retour à Paris, en 1824, je me rendis, le jour anniversaire de la mort du duc d'Enghien, à Vincennes. J'y vis les officiers de la maison de Condé. Je demandai à M. le baron de Saint-Jacques des nouvelles du prince : il me répondit qu'il était à Paris, qu'il recevait les dimanches, que je pouvais y venir, et que sans nul doute Son Altesse me verrait avec plaisir. Le dimanche suivant, je me rendis au Palais-Bourbon. Le prince me reçut avec une très-grande bonté, qu'il poussa même jusqu'à venir au-devant de moi dans son salon, ce qui n'était pas une politesse ordinaire. Je trouvai là un jeune Anglais (M. James Dawes, baron de Flassans) qui me fit accueil durant la soirée, ce que j'attribuai à ce que je parlais sa langue. Je lui demandai quelle était une dame

qui faisait la partie du prince; il me dit que
c'était Mme de Feuchères, sa tante. Elle était
resplendissante de diamans. J'étais loin de m'i-
maginer que cette simple question mettait un
terme à mon étrange exil du Palais-Bourbon,
qui durait depuis plus de sept ans. Il y avait à
peu près deux ans que j'étais l'aide-de-camp du
prince, lorsqu'un jour, faisant à Chantilly une
promenade en voiture avec Mme de Feuchères,
son neveu M. de Flassans et sa nièce, la conversation tomba sur la peine que j'avais eue à me
décider à quitter mes foyers et ma famille, dont
j'avais vécu séparé presque toute ma vie. Sur
cela, M. de Flassans dit : *Oh! c'est moi qui
ai eu l'idée de vous faire appeler à Paris;
mais il y avait des opposans.* En prononçant
ces mots, il regardait sa tante; cela me parut
singulier, et je demandai à Mme de Feuchères
si réellement elle avait été mon ennemie. Elle
n'en disconvint pas. Je la priai de m'en dire
la raison. Elle m'assura que c'était une chose
tout à fait indifférente. Comme je la pressai beaucoup, elle me promit de me l'apprendre plus
tard, m'affirmant encore que c'était une chose
sans conséquence pour moi. Ce ne fut que peu
de temps avant les évènemens de juillet 1830
que, me trouvant un jour avec Mme de Feuchères,

je la priai de m'expliquer enfin cette énigme. Mon Dieu! me dit-elle, je vous ai vu en Angleterre, j'ai logé dans la même maison, j'ai mangé à la même table que vous pendant un mois, aux eaux de Cheltenham, au printemps de 1813. La dame avec laquelle j'y étais venue ayant voulu que nous repartissions inopinément, j'appris que l'on avait dit que je m'étais enfuie avec un jeune homme, en chaise de poste. J'ai craint que vous ne me reconnussiez, qu'il ne vous restât quelque souvenir de ces bruits ridicules, que vous en parlassiez, et que cela ne vînt aux oreilles de mon mari: ainsi, lorsqu'il était question de vous inviter au Palais-Bourbon, je m'y opposais toujours. Par compromis, je consentis un jour à ce que vous fussiez invité au spectacle à Saint-Leu: vous n'y vîntes pas; je n'entendis plus parler de vous, et cela me fit plaisir. Lorsque plus tard vous vîntes au palais, et que vous demandâtes à mon neveu qui j'étais, je vis que vous ne me reconnaissiez pas, et j'en fus bien aise, bien que la chose n'eût plus le même intérêt pour moi, puisque j'étais séparée de mon mari. En cherchant dans mes souvenirs, je me rappelai assez vaguement qu'étant à Cheltenham il y était venu une jeune et belle personne qui y avait fait beaucoup d'effet, et sur le compte de laquelle on avait pu tenir quelques propos; mais à une table de soixante couverts, on ne connaît pas tout le monde, et chacun a son petit cercle de société particulière. J'étais à cent lieues de m'imaginer que cette malencontreuse dame, qui m'était tout à fait sortie de la mémoire, devait, tant d'années après, me porter malheur. J'avais toujours eu raison de croire que quelqu'un me desservait au Palais-Bourbon; mais je n'aurais point pensé à accuser l'influence de Mme de Feuchères. Il est certain que pendant deux ans que je passai chez moi en Provence, je ne pensai nullement à quitter mes foyers pour rien solliciter, à Paris ou ailleurs, qui pût m'en éloigner. Ce fut M. de Flassans qui m'écrivit, dans les termes les plus pressans, pour m'engager à accepter l'emploi que le baron de Saint-Jacques laissait vacant. Après quelque hésitation, je répondis que si cela était personnellement agréable au prince, j'accepterais. Il m'écrivit que monseigneur le désirait beaucoup, que Son Altesse avait décidé la chose, et il m'engagea à partir sur le champ, ce que je fis.

J'entendais de tous côtés ce que l'on disait dans le monde de désagréable pour notre prince, sur le séjour de Mme de Feuchères au palais. Je me décidai à tenter tous les efforts pour faire cesser une position aussi fausse, et qui était si funeste à la dignité de Son Altesse royale. Les anciens serviteurs du prince avaient été pénétrés long-temps avant moi des mêmes sentimens : ils avaient fait plusieurs tentatives pour obtenir que Mme de Feuchères fût éloignée du Palais-Bourbon, mais ils avaient constamment manqué leur but; et le seul résultat de leurs efforts avait été d'affermir même davantage la position de Mme de Feuchères, et de rendre le prince encore plus malheureux par les désagrémens qui s'ensuivaient. Il me parut que ce qu'il y aurait de mieux à faire serait d'obtenir, par un arrangement pour ainsi dire amiable, le résultat désiré; de faire envisager à Mme de Feuchères sa position sous son véritable point de vue; de lui faire comprendre que dans son intérêt, et pour ramener l'opinion publique, il fallait qu'elle se décidât à quitter de bonne grâce le Palais-Bourbon; qu'elle assurât ainsi la réconciliation de Mme la comtesse de Rully et son retour auprès de son auguste père, afin qu'elle pût venir contribuer au bonheur de ses vieux jours. Mme de Feuchères n'eut pas trop de peine à se convaincre que je lui disais vrai : elle se montra à moi comme tenant beaucoup à la considération, et très-peu à l'argent ; elle m'assura qu'elle n'aurait aucune difficulté à se décider. Je ne connaissais pas assez Mme de Rully pour pouvoir aller lui parler directement de cette affaire ; j'en avais souvent causé avec feu Mme la princesse de Talmont, dont le mari avait été l'ami intime de Mgr le duc de Bourbon dans sa jeunesse. Cette dame, que d'anciens souvenirs attachaient à la gloire du prince, voulut bien faire faire quelques démarches auprès de Mme de Rully ; mais elles n'eurent aucune suite. Quelques mois après, Mme de Feuchères me dit qu'elle avait parlé au prince de son idée de quitter le Palais-Bourbon, et qu'il lui avait répondu *que ceux qui lui donnaient de tels conseils voulaient sa mort.*

Vers le même temps, le prince m'envoya auprès de M. de Clermont-Tonnerre, ministre de la guerre, avec une lettre demandant que M. le général Montgardé fût nommé l'un de ses aides-de-camp honoraires ; ce qui ne put avoir lieu. Je profitai de la circonstance pour entretenir le ministre de la position dans laquelle se trouvait M. le comte de Rully. Depuis trois ans, le prince demandait que cet officier-général cessât de faire partie de son état-major, comme aide-de-camp : il avait été maintenu ; et cependant il n'était point admis à faire aucun service, et jamais on ne le voyait au palais Bourbon. Je dis au ministre qu'il me semblait que, dans une pareille position, il faudrait au moins qu'on essayât une réconciliation. Il me répondit que c'était une affaire trop délicate pour qu'il s'en mêlât. Plus d'une fois, j'avais pressenti le prince sur Mme de Rully; il m'avait toujours paru bien disposé : il pensait que son éloignement devait être attribué à son mari, plutôt qu'à elle-même; il disait que le comte était un homme d'une humeur très-difficile, et qu'il ne manquait jamais, étant au palais, de faire une chose qui lui fût désagréable à lui prince, toutes les fois qu'il en trouvait l'occasion; qu'il était la seule cause de sa rupture avec sa fille; mais qu'enfin, si elle revenait, il la recevrait *comme un bon père reçoit sa fille.*

Dans un entretien que j'eus, par la suite, avec le Roi, je lui fis part de toutes ces circonstances. Sa Majesté me dit qu'elle n'avait pas de peine à croire fondé tout ce dont se plaignait M. le duc de Bourbon, au sujet de M. de Rully.

Le prince, remis de son indisposition à la fin de mars, reçut au palais Bourbon, le dimanche, comme de coutume. Quelques personnes venaient chez M. le duc de Bourbon, qui n'allaient pas chez Mme de Feuchères. Il venait, en général, très-peu de femmes chez le prince. On avait pu penser que, lorsque Mme de Lavillegontier serait chargée de faire les honneurs, les dames y viendraient, et qu'elles ne seraient plus arrêtées par la présence de Mme de Feuchères ; il n'en fut pas ainsi. Du reste, le prince naturellement n'aimait pas le monde, et c'était une chose pénible pour lui que de voir une nouvelle figure. Il faut dire aussi que, dans le fond, il se sentait froissé par l'éloignement que montrait pour sa maison une classe de personnes pour laquelle, sous plus d'un rapport, le nom de *Condé* devait être un objet d'attachement et de prédilection. Mais non seulement il ne voulait rien faire par lui - même, mais il résistait encore à tout ce que l'on pouvait suggérer ou tenter pour changer cette fausse position. Il souffrait, il était blessé ; mais il ne put jamais trouver en lui la force nécessaire pour s'affranchir de cette situation : et celle qui lui devait tant, n'eut pas le dévouement de le guider et de l'encourager à une résolution salutaire.

Pour celui qui portait au prince une véritable affection, cet état de choses était un sujet de vive douleur. Plus d'une fois je regrettai d'avoir quitté la vie paisible de mes foyers campagnards pour en devenir témoin.

La mort de M. de Gatigny avait suspendu les séances de la commission d'Ecouen. Dans cet in-

tervalle, on avait fait des observations au prince,
qui se décida à établir une Ecole militaire, au
lieu d'un établissement civil. Le 29 mai 1828,
M. le baron de Surval soumit au prince un rapport, qu'il approuva et fit communiquer à la
commission. Le prince accordait, à dater du
1er janvier 1829, une somme annuelle de 120
mille francs. L'établissement serait une Ecole
militaire ; aucune association ou établissement
existant ne pouvait être réuni à l'Ecole d'Ecouen.
On voit ici percer les préventions défavorables
que le prince avait reçues sur les prétendues
vues de l'association paternelle des chevaliers de
Saint-Louis.

Le général Montgardé, qui était toujours désigné comme gouverneur de l'établissement, désirait avoir des adjudans-majors et un certain
nombre d'officiers. Il y eut des discussions à ce
sujet. La commission craignait que ce système
n'employât plus de fonds que l'établissement
n'en possédait : elle voulait restreindre la dépense de l'état-major ; ce qui rentrait aussi dans
les vues du prince. M. de Clermont-Tonnerre,
sous le ministère de qui cette affaire avait commencé, avait pensé à y employer des officiers en
disponibilité ; ce qui eût été une grande facilité.
M. de Caux, qui lui succéda, me dit, au con-

traire, qu'il n'accorderait pas d'officiers ; que c'était une mesure qu'il ne pourrait soutenir devant les Chambres.

La commission ayant arrêté tous les points principaux, il restait à rédiger un rapport au prince : j'en fus chargé. Je ne voulais pas m'en rapporter à mes propres lumières, dans un travail de cette importance. L'intention du prince était de faire quelque chose qui témoignât de sa bienveillance envers ceux qui avaient servi à l'armée de Condé ; il fallait aussi fonder cet établissement sur des bases larges, libérales, afin d'en faire un monument d'honneur national : cette opinion était partagée par tous les membres de la commission, et c'était leur avis qu'il n'y eût d'exclusion pour personne. Je soumis mon projet à M. de Caux, à M. le comte Beugnot et à M. le prince de Talleyrand (qui était devenu un des habitués du palais Bourbon); ils en approuvèrent les bases. M. le prince de Talleyrand me fit l'honneur de m'écrire, à ce sujet, la lettre suivante : « J'ai lu, général, avec « beaucoup de soin et d'intérêt, le rapport que « vous avez bien voulu me confier. J'ai trouvé « que rien n'y était omis. Il y a beaucoup d'or- « dre, beaucoup de dignité, et le style en est « parfaitement convenable. Il ne me reste plus

« d'autre désir que de voir terminer le bel éta-
« blissement que le cœur généreux de monsei-
« gneur est disposé à faire. Vous applanissez bien
« noblement et bien habilement toutes les diffi-
« cultés. »

Je soumis ensuite mon rapport à la commission. Il reçut quelques modifications, mais les
dispositions principales en furent maintenues. Il
fut finalement adopté, signé, et présenté au prince
le 30 juin 1828. En voici le préambule :

MONSEIGNEUR,

« Appelés par la confiance de Votre Altesse
« Royale à nous occuper de l'œuvre grande et
« généreuse qu'elle médite, et qui doit perpétuer
« les bienfaits de l'illustre maison de Condé, nous
« avons l'honneur de vous soumettre un projet
« de fondation pour l'École d'Ecouen.

« Le nom de *Condé* s'est acquis des droits
« éternels à la reconnaissance de la France mo-
« narchique. Chef de cette milice fidèle que
« l'honneur conduisit sous les bannières de la
« gloire, Votre Altesse Royale continuera à exer-
« cer sur les descendans de ceux qui ont eu avec
« elle une honorable confraternité d'armes, un
« utile et glorieux patronage.

« Votre Altesse Royale, en reconnaissant ainsi

« de nobles services rendus sous l'étendard des
« lys, étendra aussi ses bienfaits aux braves qui
« ont également combattu pour la France en des
« temps différens et sous différentes bannières.
« Toutes les gloires françaises sont de la même
« famille, et toujours il a appartenu à un Condé
« d'en être le chef et l'appui. Ainsi donc, mon-
« seigneur, les enfans de ceux qui combattirent
« sur les bords du Rhin lorsque dans les rangs
« opposés Votre Altesse Royale versait son sang
« pour le Roi, les fils de ceux qui eurent pour
« témoins de leur vaillance la plage de Quiberon,
« la Vendée comme les Pyramides, ou les champs
« glacés de la Moscovie, tous seront susceptibles
« d'être admis à l'Ecole d'Ecouen. L'antique de-
« meure des Condés deviendra le toit paternel de
« tous les genres d'illustration, et le berceau des
« jeunes défenseurs, espoir de la patrie, etc., etc. »

Cependant le voyage de Saint-Leu eut lieu au
commencement de mai. J'attendais de jour en
jour que le prince me donnât des ordres pour
présenter au Roi le projet de l'Ecole d'Ecouen,
mais, selon sa coutume en toutes choses, Son Altesse Royale cherchait à gagner du temps. Je
crus devoir me permettre de lui représenter que
l'impatience du public était grande sur l'exécu-

tion de cette affaire, que le général Montgardé étant désigné comme gouverneur, se trouvait dans une fausse position. Le prince, qui n'aimait pas à être pressé, prit mal mes observations, et me dit qu'il agirait quand et comment il voudrait, sans que personne eût le droit de le trouver mauvais. Il avait à sa main son chapeau et sa canne, et se promenait à grands pas dans sa chambre, en continuant ses observations. J'écoutai le prince en silence, et je dus attendre qu'il fût calmé pour lui exprimer tout mon regret de l'avoir contrarié, et lui faire remarquer que je n'avais pu être mû par aucun intérêt personnel en l'entretenant de l'affaire en question.

Dans le courant de juillet 1828, je fis un voyage en Angleterre pour mes affaires particulières. A mon retour, l'affaire d'Ecouen était tout à fait en mauvais train. La question des biens engagés était devenue fort grave. L'administration du prince avait pensé qu'on l'aurait laissé tomber durant la vie de Son Altesse Royale ; il n'en fut pas ainsi. Un grand nombre de citations furent envoyées. Le domaine mit opposition aux coupes de bois du Clermontois, qui formaient une des grandes branches du revenu de la maison. L'administration, effrayée de l'énormité des demandes, dont il n'était pas même possible de prévoir les suites, fut forcée non seulement de demander l'ajournement de l'établissement d'E-coüen, mais même d'effectuer un emprunt de plusieurs millions pour se mettre en mesure de pourvoir à ces exigences. On fut d'une injustice vraiment choquante pour le prince, que l'on blâma sans examen, et sans en connaître les motifs, de ce qu'il abandonnait le projet d'Ecouen. M. de Caux (le ministre de la guerre) m'en dit sa façon de penser en termes assez crus, ce que je voulus attribuer à l'intérêt qu'il portait, sans doute, à la gloire de Son Altesse Royale. Lorsque je vis que le projet était tout à fait avorté, je crus devoir représenter au prince que dès qu'il aurait pris une décision définitive, il ne pouvait l'annoncer qu'après en avoir fait part au Roi, qui devait en être instruit le premier. Peu de jours après, il m'envoya de Chantilly auprès du Roi, pour faire connaître à Sa Majesté qu'il se trouvait forcé à ajourner ce projet, attendu l'embarras dans lequel le gouvernement venait de mettre son administration. Le Roi me chargea de témoigner au prince tout ce qu'il éprouvait de regrets de voir abandonner un établissement qui devait lui faire tant d'honneur. *C'était,* me répétait le Roi, *pour M. le duc de Bourbon une chose si honorable!*

Quant à l'affaire des biens engagés, Sa Majesté me dit qu'elle n'en avait pas entendu parler, et qu'elle engageait le prince à lui envoyer un Mémoire à ce sujet. Je rendis compte de ma mission. Au sujet du Mémoire à présenter, monseigneur me dit : *Oui, sans doute, je reconnais bien-là le cœur du Roi.* Toutefois, il ne put jamais se décider à remettre ce Mémoire.

Persuadé qu'une idée noble et généreuse ne peut jamais être étrangère à une Assemblée française, j'avais pensé qu'on aurait peut-être pu (à l'insu du prince) tenter une motion à la Chambre des députés, en faveur de la dotation accordée aux services du Grand Condé. J'en parlai à quelques députés, entr'autres au général Sébastiani, qui me dit qu'il était possible que les militaires fussent favorables à une proposition de ce genre, mais qu'il était persuadé qu'elle ne passerait pas.

Vers les derniers jours d'octobre, M. le duc d'Orléans vint faire une visite à Chantilly. Pendant une promenade, Mme de Feuchères lui demanda s'il ne lui serait pas agréable de voir la fête de Saint-Hubert, qui devait avoir lieu bientôt ; le prince répondit affirmativement. Mme de Feuchères en ayant prévenu monseigneur, Son Altesse Royale en fut vivement contrariée, à raison de l'embarras que cela devait lui donner. Le dimanche suivant, on parla beaucoup de cette affaire, et Mme de Feuchères dit que le prince avait articulé à ce sujet des choses qu'il n'aurait pas dû dire. Après dîner, monseigneur me fit appeler dans son petit salon de réception. *Mme de Feuchères*, me dit-il, *a proposé à M. le duc d'Orléans de venir à la Saint-Hubert ; je crains bien que cela ne l'ennuie, car il n'est pas chasseur : c'est un goût qui ne peut venir que dès l'enfance.* Il me raconta que son père venait autrefois le prendre par l'oreille pour le faire lever de grand matin, et que c'était par les habitudes du jeune âge qu'il était devenu chasseur. *A présent*, me dit-il, *on élève les jeunes princes différemment : ils sont bien plus instruits que nous, et conséquemment, dit-on, bien plus capables.* Il s'étendit longuement sur cette matière. J'observai à monseigneur que si la révolution n'était pas arrivée, l'éducation qu'il avait reçue ne l'aurait pas empêché d'être un excellent général d'armée ; qu'il avait un coup-d'œil rapide et sûr, un sang-froid imperturbable ; qu'il était infatigable à cheval, et n'avait jamais besoin de sommeil. Alors le prince reprit : *Revenons à notre affaire. Au temps de la révolution, le duc d'Orléans m'aurait..............................*

.... et à vous aussi. Il s'arrêta un moment, puis il ajouta : *Mais tout cela est à présent loin de nous et dans l'oubli. Vous irez de ma part lui dire que, s'il lui est agréable de venir à la fête de Saint-Hubert, il me fera grand plaisir. Je ne veux pas qu'il se gêne; et comme je crois qu'il n'aime pas la chasse, il pourra se dispenser d'y venir, et ne se rendre le soir qu'au dîner et au spectacle.* D'après cet ordre, je me rendis à Paris auprès de M. le duc d'Orléans : il préféra d'arriver seulement au dîner.

La fête de Saint-Hubert eut lieu le 6 novembre; jamais elle n'avait été plus brillante. On peut dire que ce fut la dernière; car, l'année suivante, notre excellent prince ne se trouvait pas assez bien portant pour monter à cheval. On avait fait construire une salle de spectacle dans les écuries; la rotonde du centre avait été convertie en une superbe salle à manger; une table de cent vingt couverts, en fer à cheval, venait se terminer au pied de la fontaine, qui était garnie de lampions et de fleurs; le château, le jardin et les allées de la pelouse étaient éclairés de milliers de lampions. Personne de nous, hélas! au milieu de cette charmante fête, ne pouvait avoir la pensée que Chantilly jetait son dernier éclat sous le dernier et le plus infortuné des Condés!

Vers les premiers jours de février, on revint à Paris. Il fut décidé que Mme de Lavillegontier ne ferait plus les honneurs. Le prince n'y avait d'abord consenti que pour faire plaisir à Mme de Feuchères, qui depuis avait changé d'avis sur l'opportunité de cette mesure en ce qui la touchait personnellement. Cette dame, il faut le dire, ne voyait qu'elle, et elle seule. Le prince avait beaucoup contribué à créer cette habitude. Elle ne demandait presque jamais de faveurs pour les autres, mais constamment pour elle et pour les siens; et je puis le dire aujourd'hui, car je n'ai pas été le seul, dans un autre temps, à lui faire des reproches à ce sujet.

Hors de la routine ordinaire de ses bienfaits, le prince n'aimait pas beaucoup à donner, parce que toutes les fois qu'il accordait une chose, disait-il, c'était un motif pour qu'on lui en demandât deux. Il faisait régulièrement des dons considérables. Son aumônier avait chaque mois une somme à distribuer aux pauvres. J'étais chargé de lui présenter, une fois la semaine, un rapport sur les anciens officiers de l'armée de Condé, ou autres personnes qui lui demandaient des secours, et il en accordait beaucoup. La plupart étaient envoyés à domicile. Je lui présentais aussi les demandes des dames pour les quêtes, et il accordait pour toutes. Il donnait pour toutes les institutions de charité, pour les pauvres de son arrondissement et de sa paroisse à Paris, à Saint-Leu et à Chantilly. A la chasse, il portait toujours une bourse sur lui, pour donner aux pauvres sur son passage. L'intendant-général lui présentait les demandes pour les églises, et les secours pour incendies, grêles, etc., etc. On voit que cet excellent prince donnait immensément, et sa bienfaisance inépuisable était parfaitement connue et appréciée.

On lui demandait constamment des audiences, mais il n'en accordait jamais. Selon le rang des personnes, il m'envoyait chez elles, surtout si c'étaient des dames, ou bien il m'ordonnait de recevoir pour lui, ce qui n'arrangeait pas tout le monde. Cette manière d'agir me mettait souvent dans des positions désagréables. Je représentai au prince qu'il serait peut-être bon qu'il donnât quelquefois ces audiences demandées : qu'on pouvait vouloir lui dire à lui-même des choses qu'on n'aimerait pas à me confier. *Il faut,* me répondait-il, *leur dire d'avoir une confiance entière en vous; que vous êtes comme mon confesseur.*

L'affaire de l'adoption, que l'on désirait, ne faisait cependant pas de progrès; Mme de Feuchères ne s'en occupait pas, et n'en avait plus parlé au prince. Ses intérêts personnels étaient en sûreté, puisque déjà Saint-Leu et ses dépendances lui étaient assurés par une disposition spéciale; et tant qu'elle ne voyait rien à gagner pour elle-même, tant qu'elle n'y voyait pas un moyen d'assurer surtout sa rentrée à la cour, cette affaire lui était tout à fait indifférente, et elle était même quelquefois portée à s'y opposer. M. de Broval me parlant un jour de l'adoption, je ne lui cachai pas que cette affaire n'avançait pas, et je lui dis qu'il faudrait que M. le duc d'Orléans tâchât de se rapprocher du prince, et qu'il pût le voir plus fréquemment. Je travaillais ainsi de bonne foi à l'accomplissement de ce projet, puisqu'il entrait dans les vues du roi, et que toute la famille royale avait semblé y donner un franc assentiment. Je n'allais presque jamais à Neuilly sans y rencontrer Mme la dauphine et Mme la duchesse de Berri. J'avais des raisons de croire que le mariage entre M. le duc de Chartres et Mademoiselle était une chose arrêtée, et M. le duc de Bourbon le croyait aussi. Je voyais donc toute la famille royale dans un parfait accord, et réunie par les mêmes vœux et les mêmes

intérêts. D'un autre côté, je ne pouvais me rési-
gner à la pensée que Chantilly dût être à jamais
privé de la résidence d'un Condé. Pour moi-même,
je n'avais aucun avantage personnel à demander.
M. le duc d'Orléans et toute sa famille étaient
gracieux et pleins de bonté pour moi : je pensais qu'ainsi que toutes les personnes attachées
au Palais-Bourbon, je conserverais la position
que j'y occupais; et on verra que M. le duc d'Orléans s'expliqua de la manière la plus positive
à cet égard.

Enfin, pour obtenir de rapprocher les princes
et éviter les questions et les embarras de l'étiquette, il fut convenu que M. le duc d'Orléans
viendrait un jour dîner au Palais-Bourbon avec
le prince, chez Mme de Feuchères. Je fus envoyé
au Palais-Royal pour tout arranger, et M. le duc
d'Orléans me dit : *Je viendrai très-volontiers
dîner avec M. le duc de Bourbon chez Mme de
Feuchères et où il voudra.* Le 30 mars 1829,
M. de Broval m'écrivit ces mots : « Cher géné-
« ral, ainsi qu'il a été convenu avec vous, Mgr le
« duc d'Orléans me charge de vous dire qu'il ne
« manquera pas d'arriver mardi à 6 heures, chez
« M. le duc de Bourbon, pour avoir l'honneur
« de dîner avec S. A. R. M. le duc de Chartres
« accompaguera le prince son père, et ils seront

« suivis, selon l'intention que vous avez fait con-
« naître, de deux aides-de-camp. Combien je dé-
« sire que cette partie, qu'il m'est doux d'appeler
« de famille et d'amis de LL. AA. RR., soit agréa-
« ble à votre auguste et excellent prince, comme
« elle le sera sans doute aux princes ses neveux,
« privés depuis plusieurs mois du bonheur de le
« voir. Je profiterai dans la soirée de la permis-
« sion qui m'est donnée, pour aller faire ma cour
« là où je tiens par tant d'affection et de respect. »

Le dîner eut lieu. Tout le monde fut content, surtout Mme de Feuchères. Ce fut la première concession faite à l'amour propre et à l'ambition de cette dame par la maison d'Orléans, et elle en fut si enchantée, que dès ce moment elle se décida à s'occuper avec persévérance des intérêts de cette maison. On parvint à s'entendre parfaitement. M. le duc d'Orléans était assuré maintenant que l'opposition ne venait pas de Mme de Feuchères, comme il l'avait autrefois pensé, mais du prince lui-même. En effet, ainsi qu'on a pu le voir plus haut, M. le duc de Bourbon avait, à l'égard de son neveu, des préventions sévères, mais ces objections furent levées lorsque le Roi eut exprimé son vœu pour la conclusion de cette affaire, car le prince professait pour S. M. Charles X une obéissance et une vénération profondes. Ainsi donc, quoiqu'il eût exprimé ses sentimens à l'égard de son neveu d'une manière énergique, ses répugnances s'affaiblissaient chaque jour; il ne donnait plus de refus absolu, mais se bornait à dire *qu'il ne voulait pas être pressé*.

Bien des personnes au Palais-Bourbon se doutaient qu'il y avait une négociation sur pied, mais le secret de tout ce qui s'était passé était renfermé entre Mme de Feuchères, son neveu et moi. Cependant cette dame, voyant qu'elle éprouvait de grandes difficultés, résolut de prendre pour auxiliaire Mme de Lavillegontier. Le prince déjeûnait ordinairement le dimanche chez Mme de Feuchères. La famille Lavillegontier était de fondation invitée à ce déjeûner. Ces dames convinrent donc d'amener la conversation sur l'affaire de l'adoption, et décidèrent que Mme de Lavillegontier appuierait le projet avec tout l'esprit et le talent qui la distinguent. Ce projet fût mis à exécution. Le prince reçut l'attaque avec beaucoup de calme, moitié au sérieux, moitié en plaisantant. Dans l'après-midi il désira faire une promenade au bois de Boulogne; les deux dames l'accompagnèrent, ainsi que moi. A peine étions-nous dans les Champs-Élysées qu'elles reprirent la conversation du déjeûner. Le prince répondait tranquillement que cela ne pressait pas; que d'ailleurs il n'était pas décidé qu'il ne se remarierait pas. Nous nous écriâmes qu'il ne pouvait arriver une chose plus heureuse. J'ajoutai même « que le prince pouvait suivre l'exemple de l'un « de ses aïeux, qui s'était allié dans la maison « de Maillé. » Il répondit *qu'il ne voulait pas d'une demoiselle, mais d'une bonne veuve.* Ce mot mit la conversation sur le ton de la plaisanterie. Mme de Feuchères se plaignit de cette manière évasive d'écarter la question de l'adoption, et on changea de sujet.

Vers la fin de l'hiver, le margrave Guillaume de Baden se trouvait à Paris, et fut souvent invité au Palais-Bourbon. M. le duc et Mme la duchesse Decazes s'y firent aussi présenter.

Au commencement de la belle saison, on partit comme de coutume pour Saint-Leu. Le prince alla chasser à Chantilly, pour faire voir cette résidence au margrave. Quelques jours après, monseigneur fit le même voyage, et invita M. et Mme Decazes. Dans l'une et l'autre circonstances, il n'y avait de dames de la maison que Mme de Lavillegontier et Mme de Feuchères. Celle-ci avait partout la première place; de sorte que Mme de Lavillegontier n'avait l'air d'être là que comme à sa suite, ce qui n'échappa ni à son esprit ni à son amour-propre.

M. et Mme Decazes retournèrent à Paris; le prince alla ensuite chasser à Ermenonville. Il était accompagné des deux dames, de M. de Flassans, de M. le marquis de Molac et de moi. N'ayant pas l'intention de suivre la chasse, aussitôt qu'on eut attaqué je rentrai au château, et j'y trouvai Mme de Lavillegontier, qui ne paraissait pas satisfaite. Je fus me promener dans l'île de J.-J. Rousseau; et le soir, en retournant à Chantilly, j'étais dans la même voiture que Mme de Lavillegontier. A peine partis, je m'aperçus qu'elle était très-irritée : elle se plaignait de ce qu'elle semblait être à la suite de Mme de Feuchères, qui partout avait pris la première place. Elle ajouta que Mme la duchesse Decazes n'était venue à Chantilly que pour elle, et se souciait fort peu de Mme de Feuchères; que c'était une négligence affectée que de l'avoir laissée au château, pendant la chasse, avec M. de Molac. Je lui fis observer que cela était arrivé par hasard, et que je ne croyais pas qu'on y eût mis aucune intention; mais je vis que la blessure était profonde. Mme de Lavillegontier ne pouvait oublier qu'on lui avait retiré le privilége de faire les honneurs du palais; ce dont elle s'était cependant acquittée avec toute la grâce qu'on lui connaît.

Depuis quelque temps, le général comte de Girardin venait beaucoup au Palais-Bourbon, et surtout chez la baronne : cette intimité ne fut pas agréable à M. Fernand de Lavillegontier, qui ne laissait passer aucune occasion de dire à ce sujet un petit mot d'aigreur ou de dépit. A un des dîners du mardi de Mme de Feuchères, M. de Girardin donna la main à Mme de Lavillegontier. La baronne ne put s'empêcher de sourire, et de dire à Mme de Lavillegontier, d'un air significatif : « Comment, le général Girardin ! — Eh ! oui, sans doute, répliqua le général ; c'est mon ennemie intime. » On en rit, et on fut à table aussi aimable les uns pour les autres que si l'on eût été les meilleurs amis du monde.

Quoique le prince n'eût rien voulu promettre au sujet de l'adoption, on s'en occupait toujours. J'eus plusieurs entretiens avec M. le duc d'Orléans. Je travaillai à un projet que je lui soumis, et auquel il fut fait successivement plusieurs changemens. Comme la conservation du nom de *Condé* était une pensée que je n'avais jamais séparée dans mon esprit de celle de l'adoption d'un héritier, je ne m'étais nullement occupé de rien stipuler en faveur des officiers et autres personnes attachées au service du prince, et qui mettaient tous leurs soins à rendre ses jours heureux : le baron de Flassans m'engagea à insérer dans mon projet une clause spéciale à cet égard, aimant mieux s'en rapporter à un droit positif qu'à la bienveillance fortuite de la maison d'Orléans. Je n'étais pas de son avis; néanmoins j'y adhérai, pour n'avoir dans l'avenir aucun reproche à me faire ou à entendre; mais ma confiance dans la loyauté de M. le duc d'Orléans ne me donnait aucune inquiétude. Voici l'article que j'ajoutai : « Je recommande à mon petit-neveu, le « duc d'Aumale, mes écuyers, gentilshommes et « secrétaires des commandemens, afin qu'en cas « de retraite il soit entendu que ma volonté est « qu'ils jouissent, leur vie durant, de l'intégra-« lité de leurs appointemens. » Je lus cet amendement à M. le duc d'Orléans, qui me dit: *C'est très-bien, mon cher général; tout ce que M. le duc de Bourbon voudra sera exécuté ponctuellement. Quant à vous personnellement, il va sans dire que vous conserverez votre position au Palais-Bourbon, telle que vous l'avez, ainsi que M. de Surval, qui est un très-brave homme.* Je remerciai Son Altesse Royale de sa bienveillance pour moi, en ajoutant que je n'avais aucunement songé à rien de particulier à mon avantage. Quant à M. de Surval, on ne pouvait mieux faire que de le conserver

comme intendant, poste qu'il remplissait en parfait honnête homme.

Dans toutes les conversations, M. le duc d'Orléans insistait sur ce qu'il était urgent de terminer le plus promptement possible. *Nous avons
le vent bon, me disait-il; les circonstances
sont on ne peut plus favorables, il faut en
profiter, mon cher général. Il y a des gens
remplis de préjugés : selon eux, les princes
sont toujours des ambitieux qui en veulent au
trône de leurs aînés. C'est ainsi qu'on traita le
régent, et que l'on me traitera peut-être; mais
vous pouvez en juger. Vous voyez mon existence si douce et si heureuse au milieu de ma
famille. Tout ce que nous désirons, c'est qu'ils
s'y tiennent.* Je convenais que tous ces préjugés étaient fort injustes à l'égard de M. le duc
d'Orléans. « Je suis convaincu, lui dis-je, que
« si la couronne venait à échoir à Votre Altesse
« royale par droit d'hérédité, vous feriez un ex-
« cellent roi; car vous connaissez bien les af-
« faires, et aimez à vous en occuper. Votre carac-
« tère se prêterait difficilement à d'autres circons-
« tances. » Le prince eut l'air d'approuver ce
que je disais.

Le 1er mai, Mme de Feuchères envoya à M. le
duc d'Orléans la copie d'une lettre qu'elle adres-

sait à M. le duc de Bourbon, au sujet de l'adoption.

M. le duc d'Orléans me renvoya la lettre de Mme de Feuchères, avec ce billet, daté de Neuilly, 2 mai 1829 (1) : « Voici, mon cher général, la « lettre que je vous prie de remettre à Mme de « Feuchères, et je profite avec plaisir de cette « occasion pour vous assurer de tous mes senti- « mens pour vous. »

Le lendemain, 3 mai, j'écrivis à M. le duc d'Orléans :

« MONSEIGNEUR,

« La lettre a été remise à Mgr le duc de Bour- « bon, hier soir, à sa rentrée de la chasse. Il est « venu dîner chez Mme de Feuchères, et n'a « donné aucun signe de mécontentement. Ce « matin, je suis entré chez monseigneur; je l'ai « trouvé gai et content. Tout paraît donc jus- « qu'ici favorable. Je viens de remettre dans les « mains de Mme de Feuchères la dépêche de « Votre Altesse royale. »

Ayant définitivement arrêté un projet de dis- positions testamentaires et d'adoption, je le remis à M. le duc d'Orléans. Le Roi m'avait

____

(1) Toutes les lettres et billets sont écrits de la main de M. le duc d'Orléans.

exprimé l'intention que je m'occupasse de cette affaire, dans l'intérêt de la famille d'Orléans; et, quels que fussent mes sentimens personnels, je devais suivre les intentions de Sa Majesté. Le duc approuva ce projet, et me dit qu'il le donnerait à M. Dupin pour l'examiner. Quelques jours après, Mme de Feuchères en reçut une copie. M. de Broval m'en envoya une autre, avec le billet suivant : « Je tiens parole, cher « général. Voici une autre copie, pour le cas où « Mme de Feuchères n'aurait pas reçu la pre- « mière. Mettez-moi à ses pieds, je vous en sup- « plie, avec tout mon dévouement. »

Voici la copie de cette pièce, telle qu'elle se trouve encore en ma possession :

« Au nom du Père, du Fils et du Saint-Esprit, moi, soussigné, Louis - Henri - Joseph de Bourbon, prince de Condé, etc., etc.

« J'adopte, pour succéder à mes noms, titres et armes, sous le bon plaisir du Roi, mon petit-neveu Henri-Eugène-Philippe-Louis d'Orléans, duc d'Aumale, que j'ai tenu sur les fonts de baptême.

« Dans tous les cas, et indépendamment de ladite adoption, je nomme et institue mondit neveu Henry E. P. L. d'Orléans, duc d'Aumale, mon seul et unique légataire universel, voulant

qu'à l'époque de mon décès, il hérite de tous mes
biens et droits mobiliers et immobiliers, de quelque nature qu'ils soient, pour en jouir en toute
propriété, sauf les legs que j'institue par ces présentes, ou que je pourrai instituer par la suite.

« Je lègue à mon neveu le duc d'Orléans une
somme de quatre millions de francs, qui sera payée
en espèces aussitôt après mon décès, quitte de
tout droit d'enregistrement ou autres frais, qui
seront acquittés par ma succession.

« Je lègue à ladite Sophie Dawes, baronne de
Feuchères :

« 1°. Mon château de Saint-Leu;

« 2°. Mon château et terre de Boissy et toutes
leurs dépendances;

« 3°. Ma forêt de Montmorency et toutes ses
dépendances.

« Les frais d'actes de mutation, d'enregistrement, et autres généralement quelconques nécessaires pour mettre ladite dame baronne de
Feuchères en possession des legs ci-dessus, seront à la charge de ma succession; de telle sorte
qu'elle entre en jouissance desdits effets, libres
et quittes de tous frais pour elle.

« Je recommande à mon petit-neveu le duc
d'Aumale mes écuyers, gentilshommes et secrétaires des commandemens, afin qu'en cas de re-

traite, il soit entendu que ma volonté est qu'ils jouissent leur vie durant de l'intégralité de leurs appointemens.

Je lègue au chirurgien Bonnie, mon chirurgien ordinaire (1).

(Suivent les autres legs particuliers.)

« Je recommande à mon petit-neveu le duc d'Aumale les officiers et serviteurs de ma maison, lui enjoignant de se conformer aux règlemens en vigueur dans la maison de Condé relativement aux services et pensions de retraite, et généralement de traiter avec bienveillance tous ceux qui m'ont servi avec zèle et m'ont été sincèrement attachés.

« Je supplie le Roi de daigner donner son auguste approbation à ce que mon petit-neveu le duc d'Aumale, que j'ai par ces présentes adopté, et dans tous les cas institué mon légataire universel, prenne mon nom, titres et armes, et qu'il porte, de mon vivant, le titre de *prince de Clermont*, espérant qu'avec l'aide de Dieu, il conti-

______

(1) Il était à présumer que le prince avait quelques autres grands legs à faire. En mettant ici le nom de M. Bonnie, l'intention était de lui désigner la place à laquelle il pourrait mettre les dispositions pour les individus attachés plus particulièrement au service de sa personne.

nuera la race, et les glorieux services des princes de notre sang!!...

« Je prie le Roi d'agréer mon vif désir et ma demande expresse que ma dépouille mortelle soit déposée à Vincennes, auprès des mânes de mon fils bien-aimé.

« Fait au château de Saint-Leu, le.....

Quelque temps après je retournai à Neuilly, afin de savoir si les dispositions du projet répondaient aux intentions de M. le duc d'Orléans. Il me dit que tout était à merveille, que les conditions en seraient parfaitement exécutées, surtout celle relative aux quatre millions que le duc de Bourbon lui laisserait comme *fidei commis*, pour être remis à Mme de Feuchères. (A cette époque elle n'était pas encore séparée de biens avec son mari; elle ne le fut que plus tard.)

L'affaire étant parvenue à ce point, Mme de Feuchères crut que le moment était arrivé d'en faire part à M. l'intendant général, et de l'engager à en seconder l'issue. Elle l'invita à en parler au prince comme d'une affaire d'administration. M. de Surval le fit, mais le prince chercha, comme de coutume, à gagner du temps. La baronne revint elle-même plusieurs fois à la charge, et toujours elle trouva de la mauvaise volonté et le désir de temporiser. *Vous savez*, lui dit monseigneur, *que c'est une faiblesse, mais je n'aime pas à entendre parler de ma mort; ne m'en parlez pas.* Dans une autre occasion il lui avait offert de lui donner tout ce qu'elle voudrait, pourvu qu'elle ne lui parlât plus d'adoption, mais elle se crut engagée d'honneur envers la maison d'Orléans, et craignit qu'on ne pensât qu'elle n'était pas de bonne foi si elle ne réussissait pas. Elle savait, d'ailleurs, qu'elle était soupçonnée de convoiter la fortune entière du prince, et d'avoir, par cette raison, fait prononcer la suspension indéfinie de l'établissement d'Ecouen. Son avenir étant bien assuré déjà, elle ne pensait plus qu'aux moyens d'obtenir sa rentrée à la cour, et elle sentait quel puissant auxiliaire elle s'assurait dans ce but, si elle menait à bien l'affaire de l'adoption. Elle me dit donc qu'elle était résolue à quitter le prince si elle ne parvenait à le décider. Je l'encourageai dans cette résolution, parce que dans tous les cas son éloignement du Palais-Bourbon serait le plus heureux des évènemens pour le prince, pour elle-même et pour toute la maison. Je n'avais pu voir sans de bien sincères regrets combien monseigneur était malheureux des tentatives réitérées qui étaient faites auprès de lui dans le but d'obtenir un testament et une adoption. Pour me dé-

terminer à m'associer à des démarches que dans
le commencement j'avais été loin d'imaginer devoir lui devenir si désagréables, il n'avait fallu
rien moins que les ordres du Roi, mon désir de
ne pas voir s'éteindre le nom de Condé et l'espoir de parvenir, soit par la retraite de Mme de
Feuchères, ou de toute autre manière, à un état
de choses qui fît enfin cesser la fausse position
du prince et lui assurât un repos et une tran-
quillité que rien à l'avenir ne saurait troubler. Je
saisis donc avec empressement l'occasion qui s'offrait de m'isoler pour quelque temps de la négociation. Des intérêts privés m'appelaient en Provence. J'obtins un congé pour m'y rendre; et là
baronne profita de mon départ pour écrire à sa
mère, qui habitait cette province, de faire des
dispositions pour la recevoir. Je remis avant
mon départ une copie du projet d'acte d'adoption, tel qu'il m'avait été envoyé par M. de Broval, entre les mains de M. l'intendant général
Surval, qui restait chargé de suivre cette affaire
tant au Palais - Bourbon qu'au Palais - Royal. Je
partis pour la Provence, le 29 juillet 1829, laissant Mme de Feuchères bien résolue à emporter
l'affaire ou à quitter le prince. Je recevais de
temps en temps des nouvelles de Paris, et tout
paraissait demeurer dans l'indécision. On m'a

dit, plus tard, que Mgr le duc de Bourbon, fatigué
des obsessions de la baronne, avait pris le parti
d'écrire à M. le duc d'Orléans pour le prier d'in-
tercéder en sa faveur, et d'user de son influence
afin qu'elle le laissât tranquille; il lui assurait
en même temps qu'il ne demandait pas mieux
que de faire la chose qu'il désirait, mais il ne
voulait pas être pressé. M. le duc d'Orléans répondit, en promettant de remplir ses désirs, qu'en
effet rien ne pressait, et qu'il ne devait faire cet
acte que lorsqu'il le jugerait convenable.

Cependant l'impétueuse baronne, réduite à la
dernière extrémité, annonça au prince son intention de le quitter pour toujours. Le prince, vaincu
alors par tant d'insistance, céda. Il consentit à
faire des dispositions testamentaires, mais non
un acte d'adoption, qui, d'ailleurs, sous la légis-
lation existante, n'était pas possible, et aurait
exigé l'intervention des Chambres. Il voulut aussi
que le secret fût gardé à ce sujet.

Je reçus avis de ce résultat par la lettre suivante, de M. de Broval:

« Cher général,

« J'ai reçu avec bonheur la marque que vous
« avez bien voulu me donner de votre souvenir,
« par votre lettre du 29 août : elle ne m'est par-

« venue que le 4. Je pensais à vous et à vous
« écrire aussi ; car c'est probablement le jour de
« votre date que l'écrit nécessaire avait été fait
« et signé. Le lendemain 30, la confidence se
« fit au père, qui offrit ses premiers remercî-
« mens dans la courte entrevue qu'ils eurent à
« Paris. Elle fut cordiale et tendre ; mais le se-
« cret fut demandé et promis, excepté pour les
« parens. La satisfaction fut vive dans l'inté-
« rieur, comme je crois qu'elle l'était aussi chez
« vous. »

Je me félicitai, en effet, que cette affaire fût
terminée sans que j'eusse été mêlé aux dernières
importunités qui arrachèrent le consentement du
prince. J'arrivai à Chantilly vers la fin d'octobre ; je n'y trouvai rien de nouveau. Mme de Lavillegontier avait été passer quelque temps à Li-
bourne, où son fils était en garnison ; de là elle
s'était rendue en Bretagne. Au palais, on s'occupait de savoir si elle prendrait un rôle dans la
comédie de la Sainte-Hubert, qu'elle s'était offert de jouer. On décida pourtant qu'on se passerait de son secours ; et cette circonstance ne
diminua pas la froideur qui existait déjà entre
elle et Mme de Feuchères.

Les fêtes de la Saint-Hubert furent très-tristes
cette année ; un fâcheux pressentiment semblait

nous annoncer que le soleil de Chantilly s'était couché pour toujours. Monseigneur ne put pas monter à cheval; il chassa en voiture fermée. Nous avions tous le cœur serré; et toute la contrée, accoutumée à venir jouir du spectacle ravissant de la grande chasse, partageait l'affliction des fidèles serviteurs d'un prince si justement aimé.

Toujours remuante et ambitieuse, Mme de Feuchères n'ayant plus rien à demander au prince, sous le rapport de la fortune, visait maintenant à la considération, et regardait pour elle, comme une question de vie et de mort, d'être reçue à la cour. M. le marquis de Chabannes-Lapalisse, colonel de la garde, qui avait épousé une de ses nièces, avait fait auprès du roi toutes les démarches possibles à cet effet. Il s'était présenté à S. M., muni d'une lettre très-pressante de M. le duc de Bourbon. Le roi, embarrassé de répondre à une pareille lettre, n'y fit pas de réponse. Ce silence affligea monseigneur, bien que dans le fond il sentît que le roi avait raison. C'était un désagrément de plus qu'il éprouvait d'une fausse démarche arrachée à sa faiblesse. D'un autre côté, Mme la duchesse d'Orléans, qui prévoyait que l'incessante importunité de Mme de Feuchères ne laisserait de repos à personne, faisait les démarches les plus instantes auprès de M⁰⁰ la dauphine et du roi pour sortir de cette difficulté. Sa Majesté s'était fait faire un rapport, par son garde-des-sceaux, sur le procès qui avait fait prononcer la séparation du colonel Feuchères et de sa femme. Ce rapport était pâle et peu concluant; on pouvait en tirer les inductions que l'on voudrait.

M. le duc d'Orléans daigna m'adresser à ce sujet une lettre en ces termes:

Paris, ce mardi.

« Je vous remets, mon cher général, la lettre
« de M. de Chabannes, que j'ai fait lire à mes
« princesses, et dont nous n'augurons rien de
« bon. J'espère que nous verrons le roi demain
« soir, et nous tâcherons de l'entraîner ; mais je
« crains et je n'aime pas la tournure donnée à
« ce rapport.

« Je vous écrirai dès que j'en saurai davan-
« tage, et je vous renouvelle l'assurance de tous
« mes sentimens. »

Dans les premiers jours de décembre, M. le duc d'Orléans me dit qu'il voulait faire une visite à Chantilly ; et comme il m'avait chargé de faire fixer l'époque, je lui écrivis à cet égard, et je reçus cette réponse:

Ce vendredi matin, 11 décembre 1829.

« Je m'empresse de vous informer moi-même,
« mon cher général, pour éviter toute méprise,
« que, puisque vous croyez que cela ne déran-
« gera pas M. le duc de Bourbon, ce sera diman-
« che 13, c'est-à-dire après demain, que nous
« irons faire une visite à Chantilly. Mes prin-
« cesses ont préféré ce dimanche, parce que les
« suivans nous jeteraient dans les confusions de
« Noël, du jour de l'an, et des réceptions qui
« en résultent; et cependant Mme la duchesse
« d'Orléans a encore du monde à dîner, et des
« présentations à recevoir le soir. Mais n'im-
« porte : nous partirons d'ici, comme l'autre fois,
« à neuf heures du matin ; nous arriverons (*wind
« and weather permitting*) à Chantilly à midi ;
« nous y resterons deux heures, et les dames au-
« ront encore le temps des toilettes avant le dîner.
« Au reste, si cela causait le moindre embarras à
« M. le duc de Bourbon, veuillez seulement me
« le faire dire demain, et recevez, mon cher
« général, l'assurance de tous mes sentimens
« pour vous. »

Le voyage eut lieu à la satisfaction de tout le
monde.

Le 17 décembre, M. le duc d'Orléans me fit
l'honneur de m'écrire la lettre suivante :

Ce jeudi matin, 17 décembre 1829.

« Nous sortons de chez le Roi, mon cher géné-
« ral, et je vous prie de venir chez moi le plus tôt
« que vous pourrez, soit aujourd'hui, soit demain,
« ou quand vous voudrez. Notre conversation n'a
« pas eu de résultat satisfaisant. Cependant j'ai
« prié le Roi de trouver bon que je lui en reparle
« encore, et il me l'a permis; ainsi je ne veux
« pas encore désespérer tout à fait, mais cela va
« mal.

« Vous connaissez tous mes sentimens pour
« vous.

A la réception de cette lettre, je me rendis
de suite à Paris, où j'eus une conférence avec
M. le duc d'Orléans. Il me parut que le Roi, personnellement, n'était pas mal disposé pour Mme de
Feuchères, qui avait agi dans l'affaire de l'adoption conformément à ses désirs; de plus son af-
fectueuse amitié pour M. le duc de Bourbon le
portait à avoir de l'indulgence, et à faire tout ce
qui pouvait lui être agréable. Mme la dauphine
paraissait aussi s'être désistée de la sévérité qu'elle
avait montrée autrefois. Cependant M. le duc
d'Orléans et moi nous ne pouvions comprendre
d'où venait la résistance.

En rentrant chez moi, il me vint à la pensée

de voir M. le cardinal de Latil, que je savais être l'ami intime de la famille de Rully, et qui avait cessé de venir au Palais-Bourbon, depuis la rupture de Mme de Rully avec son auguste père. Je ne connaissais pas du tout le cardinal, je ne lui avais jamais parlé de ma vie, néammoins je me décidai à me rendre chez lui le lendemain. Son Eminence voulut bien me recevoir. Je lui dépeignis la situation fausse et pénible dans laquelle se trouvait M. le duc de Bourbon ; combien il serait à désirer que Mme de Rully fût réconciliée avec son père, et qu'elle vînt reprendre sa place auprès de lui, et contribuer par ses tendres soins au calme et au bonheur de sa vieillesse, et je terminai en lui représentant que le moyen de faciliter cet heureux résultat serait de faire rendre à Mme de Feuchères son entrée à la cour, comme condition de son départ définitif et irrévocable du Palais-Bourbon. Le cardinal me répondit qu'il lui serait impossible de se mêler de cette affaire, à moins qu'il ne fût bien convaincu que Mme de Feuchères quitterait réellement le palais du prince. Je lui assurai qu'elle y était toute disposée, que la seule chose qu'elle désirait, était que le Roi, en lui accordant la faveur qu'elle sollicitait, daignât seulement exprimer qu'il serait convenable qu'elle quittât le Palais-Bourbon, la manifestation de la volonté du Roi devant être un motif suffisant pour elle auprès de M. le duc de Bourbon, qui, sans cela, pourrait l'accuser d'ingratitude, si elle se retirait après avoir obtenu de lui de si grands bienfaits. *Que Mme de Feuchères se décide à quitter le palais,* répartit le cardinal, *et tout pourra s'arranger. On assure,* continua-t-il, *que le prince a fait des dispositions testamentaires. Il est à désirer qu'il fasse encore un acte de justice et des legs convenables à la maison de Rohan et à Mme de Rully.* Je pense bien, lui dis-je, qu'une fois que M. le duc de Bourbon sera entouré de sa famille, du calme et de la paix, il fera tout ce qu'on doit attendre d'un si excellent prince.

Je partis le lendemain pour Chantilly, et fis part à Mme de Feuchères de ma démarche. Elle témoigna un peu de surprise de ce que je m'y étais décidé sans la consulter; cependant elle ne me désapprouva pas, et consentit à y donner suite, malgré de certains avis qui lui conseillaient de ne pas abandonner le palais. Je résolus d'écrire de suite à M. de Latil; mais pour donner plus de poids à mes démarches et m'assurer que les résolutions de Mme de Feuchères étaient bien arrêtées, je l'engageai à écrire de son côté à M. le duc d'Orléans une lettre qu'il pût mon-

trer au Roi, et qui contînt l'assurance positive
de son intention de sortir du Palais - Bourbon.
Elle écrivit dans ce sens, et j'envoyai la lettre
à M. le duc d'Orléans, qui m'en accusa la réception dans les termes suivans :

Samedi, à 3 h. et demi, 26 décemb. 1829.

« Je vous fais mille remercîmens de m'armer
« de la lettre de Mme de Feuchères, à qui je ré-
« ponds, en l'assurant de ce dont elle ne doit pas
« douter, que j'en ferai le meilleur usage que je
« pourrai.

« Recevez, mon cher général, l'assurance de
« tous mes sentimens pour vous. »

Voici la lettre que j'adressai au cardinal :

Monseigneur,

« D'après la conversation que j'ai eu l'hon-
« neur d'avoir avec Votre Eminence, je me suis
« assuré que Mme la baronne de Feuchères con-
« sentira sans difficulté à quitter le Palais-Bour-
« bon, si la chose est agréable au Roi. J'ai lieu
« de croire que Sa Majesté personnellement est
« assez bien disposée en sa faveur, pour se décider
« à lui rendre sa position sociale, en révoquant
« l'ordre donné par le feu Roi, qui lui défendait
« de paraître à la cour. Il n'existerait donc alors
« plus d'obstacles à ce que Mme la comtesse de

« Rully pût être réconciliée avec son auguste père,
« et contribuer au bonheur de ses vieux jours,
« ainsi que Votre Eminence l'a observé. Je n'ai
« cessé depuis que j'ai eu l'honneur d'être appelé
« auprès de S. A. R. M⁒ le duc de Bourbon, de
« former les vœux les plus ardens de voir cesser
« la fausse position d'un prince qui ne devrait
« être que l'objet de la vénération de tout ce qu'il
« y a d'honnêtes gens en France. Je ne pouvais
« que m'affliger et former des vœux, mais Votre
« Eminence peut les réaliser. C'est une mission
« digne de son caractère noble et élevé. J'aime à
« espérer qu'elle l'accomplira, et qu'elle ren-
« dra ce service de plus à notre auguste famille
« royale.

« Je suis, etc., etc.

Chantilly, 24 décembre 1829.

Réponse de M. le cardinal.

Paris, 28 décembre 1829.

« J'avais gardé le silence sur ce que M. le ba-
« ron de Lambot a jugé à propos de me commu-
« niquer la semaine dernière, et ce n'est qu'après
« avoir reçu la lettre qu'il m'a adressée, il y a
« trois jours, et afin d'être dans le cas de lui ré-
« pondre, que j'ai parlé à mes amis de ce qui
« pouvait les intéresser.

« Je les ai trouvés disposés à donner les plus
« sincères témoignages de leur attachement et
« de leur respect, mais en même temps, per-
« suadés qu'ils doivent éviter toute démarche qui
« pourrait être mal interprétée, et rester éloignés
« aussi long-temps que leur délicatesse et l'opi-
« nion publique leur en feront un devoir.

« C'est donc l'opinion publique qu'il importe
« de changer. Je persiste à le penser, et je dois
« répéter ici à M. de Lambot que je ne puis, en
« aucune manière, influer sur ce changement.
« Je le prie de ne pas douter de la peine que
« j'en éprouve. »

Cette réponse n'était nullement en harmonie
avec la conversation que j'avais eue précédem-
ment avec M. le cardinal, et qui avait été polie,
franche et ouverte. J'en éprouvai une vive peine,
et je n'eus plus d'autre espoir, pour la réalisation de mes vœux les plus chers, que le succès
des démarches que M. le duc d'Orléans voulait
bien faire encore auprès du Roi.

J'ai dit que M. le prince Louis de Rohan était
plus que jamais empressé auprès de Mme de Feuchères. Il finit par sentir que cela ne suffisait pas,
et, comme les princesses d'Orléans s'étaient dé-
cidées à venir à Chantilly, il pensa que les dames de sa famille ne pouvaient plus se dispen-

ser de s'y montrer. En conséquence la princesse Berthe de Rohan vint, pendant le mois de janvier 1830, à Chantilly. Mme de Feuchères fut d'un empressement extrême auprès d'elle. Dès ce moment le prince Louis fut plus que jamais attentif auprès de la baronne. Il l'accompagnait dans ses fréquens voyages de Chantilly à Paris et de retour. Une assiduité aussi extraordinaire commença à donner à penser à M. le duc d'Orléans, notamment pendant une maladie que monseigneur fit vers ce temps, et il m'en parla avec quelque inquiétude. Son Altesse royale aurait voulu aller à Chantilly voir monseigneur, qui, étant obligé de garder la chambre, ne pouvait pas la recevoir. *Cependant*, observa M. le duc d'Orléans, *le prince de Rohan y va.* Je lui répondis que monseigneur était habitué à voir journellement M. de Rohan, qui ne lui causait aucune gêne. *Je comprends bien cela*, me dit M. le duc d'Orléans, *mais un codicile est bientôt fait.* J'assurai Son Altesse royale qu'aussitôt que le prince serait en état de recevoir, je ne manquerais pas de l'en avertir. Je fis connaître à Mme de Feuchères ce que m'avait exprimé le duc d'Orléans, sans lui parler que légèrement du reste de la conversation. Nous arrangeâmes que Son Altesse royale viendrait à

Chantilly aussitôt que la santé du prince le per-
mettrait. Je lui écrivis pour lui en faire part, et
lui donner des nouvelles de son auguste oncle.
Son Altesse me fit l'honneur de me répondre
ainsi qu'il suit : « Mille remercîmens, mon cher
« général, de votre attention et de celle de
« Mme de Feuchères. Vous me ferez grand plai-
« sir de me donner des nouvelles quand vous
« serez de retour à Chantilly. En attendant je
« suis bien aise d'apprendre que cela va bien,
« et quand je ne le gênerai pas en y allant, je
« m'empresserai d'y faire une course. Vous m'a-
« vertirez quand il sera sur pied. »

Aussitôt que le prince fut rétabli, M. le duc
d'Orléans vint en effet lui rendre visite. Je dois
ajouter que je ne partageais en aucune manière
ses inquiétudes au sujet de M. Louis de Rohan ;
car, lorsqu'il fut question du testament de monseigneur, je cherchai à le pressentir sur les sentimens qu'il pouvait avoir pour le prince de
Rohan, et je lui dis quelques mots dans cette
intention. Le prince s'exprima en ces termes :
*Quand on a été toute sa vie sans voir les gens,
et que tout à coup ils vous arrivent et ne vous
quittent plus.....*

Il s'arrêta, leva les épaules, et me laissa tirer
les conclusions que je voulais. Cependant il est

vrai de dire que le prince Louis, d'un esprit vif et jovial, contribuait beaucoup à égayer monseigneur, surtout dans les chasses, et qu'il était toujours vu avec grand plaisir par Son Altesse Royale.

Le seul souvenir d'affection véritable que j'aie reconnu dans monseigneur était pour les princes de la Trémoille, avec lesquels il avait été intimement lié dans sa jeunesse, et il aimait à se rappeler quelquefois cette époque heureuse de sa vie.

Un jour la conversation, entre la baronne et moi, tomba sur les obligations que lui avait la maison d'Orléans, pour avoir engagé le prince à nommer M. le duc d'Aumale son héritier. Elle me dit qu'elle était étonnée de n'avoir pas encore reçu quelque politesse marquée. Je lui fis observer qu'elle avait aussi trouvé son intérêt dans le testament, qui lui assurait une belle part dans l'héritage. La dame me lança un regard d'indignation et de colère, comme si j'avais prononcé un blasphême. *Comment, général,* me dit-elle, *est-ce que vous plaisantez? Savez-vous bien que si je ne l'avais pas refusé, monseigneur m'aurait laissé toute sa fortune? Il m'avait même offert de me donner de suite le duché de Guise, si j'avais voulu ne pas le presser pour le testament...*

Quelque temps après elle reçut une invitation pour aller au concert au Palais-Royal, et sa présence y fit quelque sensation.

Enfin M. le duc d'Orléans lui annonça que le roi avait consenti à rapporter l'ordre qui lui interdisait la cour; que, quant à l'offre qu'elle avait faite de quitter le Palais-Bourbon, Sa Majesté avait répondu qu'elle ne voulait pas faire à M. le duc de Bourbon *ce chagrin inutile;* à cet égard le roi s'était laissé entraîner par la bonté naturelle de son cœur; il ne voulait pas donner une décision qu'il craignait devoir faire beaucoup de peine à un excellent prince pour lequel il avait une tendre amitié. Cependant, d'après ce dont j'ai eu depuis lieu d'être convaincu, jamais erreur ne fut plus grande. Fatigué de toutes les contrariétés qu'il avait éprouvées, et des exigences continuelles de la baronne, M. le duc de Bourbon aurait été, je crois, bien aise d'en être délivré. Ainsi se trouvèrent frustrés tous les efforts que j'avais faits pendant deux ans pour arriver au seul résultat qui pouvait rendre au Palais-Bourbon sa dignité, au prince la paix et le bonheur, aux personnes de la maison tous les agrémens de leur position, et à Mme de Feuchères elle-même une existence telle qu'elle la regrettera toujours.

En recevant la nouvelle d'une faveur à laquelle
elle attachait un si haut prix, la baronne fut au
comble de la joie. Elle profita du premier jour
de réception pour se présenter aux Tuileries.
Elle fut reçue par le roi, M. le Dauphin et Mme la
Dauphine. Quant à Mme la duchesse de Berri,
soit accidentellement, soit par calcul, elle était
allée à la comédie. S. A. R. exprima avec cha-
leur son chagrin de ce que la baronne avait été
reçue à la cour. *Comment,* disait-elle, *sans avoir
quitté le Palais-Bourbon? Si du moins elle s'en
était retirée, comme cela aurait dû être?* on fit
entendre à la princesse que c'était la volonté du
roi, et on lui répéta les expressions mêmes de S. M.
*Je ne veux pas faire à M. le duc de Bourbon
ce chagrin inutile.* S. A. R. n'objecta plus rien,
et reçut plus tard Mme de Feuchères.

La famille royale étant donc d'accord sur cette
affaire, la plus parfaite harmonie régnait entre
toutes les branches. L'influence d'une princesse
dont les hautes vertus rendaient les avis d'une
grande prépondérance s'y fit reconnaître. On a
vu quelle fut l'observation que fit Mme la Dauphine, d'un ton sévère, la première fois que la baronne fut reçue à Neuilly : mais Mme la duchesse
d'Orléans réclamait quelque indulgence, et faisait sentir à Mme la Dauphine que si elle de-

vait avoir une si grande obligation à cette dame, elle ne pouvait guère se dispenser de la recevoir. Aux objections que lui faisait la Dauphine, elle répondait : « Si vous aviez des enfans, si vous « étiez mère, vous sentiriez comme moi dans « cette circonstance. »

Pendant le séjour du roi de Naples à Paris, j'eus l'honneur de voir Mme la duchesse de Berri. Son Altesse royale me demanda affectueusement des nouvelles de M. le duc de Bourbon, et me dit : *Je suis bien aise de ce qu'il a fait pour les d'Orléans ; ce sont de si bonnes gens ! — Sans doute*, répondis-je ; *mais* MADAME *n'a pas ignoré peut-être quels avaient été mes premiers vœux, que j'avais désiré de voir l'un de ses frères succéder au nom de Condé. — Oui, oui*, répondit la princesse, *je le sais ; mais cela n'a pu se faire.*

Il avait été question de donner au roi de Naples une fête à Chantilly ; mais le prince en repoussa l'idée d'une manière si prononcée, que personne n'osa plus lui en parler. Monseigneur fut invité plusieurs fois aux Tuileries : il y dîna le jour où l'on jouait la comédie ; il y parut gai, et prenait part aux plaisirs de la journée. Il y dîna encore le jour du cercle : cette fête ne lui fut pas aussi agréable, à cause de la très-grande fatigue qu'il y éprouva.

Quelques jours après eut lieu la grande fête du Palais-Royal. Le duc de Bourbon s'excusa d'y assister. Il avait fait une visite au roi de Naples, qui ne la lui avait pas rendue. En 1814, l'empereur de Russie et les autres souverains ne s'étaient pas dispensés de rendre des visites au Palais-Bourbon. Le prince ne laissait rien échapper, quoiqu'il eût l'air de ne pas faire attention à ces sortes de choses; il sentit ce manque d'égard, mais évita de le laisser apercevoir. Le jour du départ du roi de Naples, il m'envoya le matin de bonne heure son valet de chambre Louis, pour me donner l'ordre de m'habiller en uniforme et de me tenir prêt. Peut-être avait-il pensé que le roi, au moment de partir, serait venu le voir. Quoi qu'il en soit, à 11 heures il m'ordonna de me rendre à midi précis (le roi devait partir à 1 heure) au palais de l'Élysée pour présenter ses respects à S. M. S., et lui dire qu'il regrettait de ne pouvoir le faire en personne, attendu le mauvais état de ses jambes. Le roi me chargea de paroles obligeantes pour le prince, et les lui fit dire encore par M. le duc d'Orléans. Monseigneur n'en resta pas moins persuadé qu'on avait manqué de politesse à son égard, mais il en devinait la cause, et se résigna à ce désagrément, comme à tant d'autres que cette cause lui avait déjà attirés.

La maison du prince partit à l'époque ordinaire pour Saint-Leu. Je dis la maison, car pour lui-même, sa résidence habituelle était dans les bois. On avait coutume de jouer tous les ans la comédie à Saint-Leu : le 25 juillet fut fixé pour la représentation qui devait avoir lieu cette année. Le prince saisit cette occasion de faire une politesse à la famille d'Orléans, et les invita tous. La journée fut charmante. Le prince, qui par goût menait une vie assez sauvage et isolée, paraissait, ce jour-là, heureux d'être entouré de ses augustes parens. La comédie fut bien jouée, et on chanta des couplets de circonstance. En partant, M. le duc d'Orléans rappela qu'*on recevrait à Neuilly le mercredi suivant, pour la dernière fois. Le lundi d'après,* ajouta-t-il, *la séance royale; et ensuite nous partirons pour le château d'Eu, pour faire prendre les bains de mer à nos enfans.*

Le lendemain, lundi 26 juillet, je m'étais rendu à Paris. J'y appris la promulgation des ordonnances, dont l'importance attira toute mon attention. Je m'empressai de les expédier de suite à monseigneur.

Le mardi 27, j'envoyai plusieurs courriers à monseigneur lui porter des nouvelles.

Le mercredi 28, voyant toute la capitale enveloppée dans le mouvement, je fis seller mon cheval pour me rendre à Saint-Leu. J'engageai Mme de Feuchères à faire atteler sa voiture, et à s'en retourner aussi ; elle ne s'y décida pas. Quant à moi, je ne pouvais, dans d'aussi graves circonstances, différer de me rendre à mon poste auprès du prince. Passant par le pont de Neuilly, comme la route la plus sûre, je me décidai à m'arrêter au château. Je demandai M. le duc d'Orléans ; on me dit qu'il était dans le parc, mais que Mme la duchesse me recevrait. Je fus introduit auprès de la princesse, qui était entourée de sa belle-sœur et de ses filles : elles étaient toutes dans les alarmes. Je leur demandai si elles avaient quelque chose à faire dire au prince, auprès duquel je me rendais. Mme la duchesse d'Orléans paraissait accablée ; ses yeux étaient rouges, et annonçaient qu'elle avait beaucoup pleuré. Elle me répondit : *Vous direz à M. le duc de Bourbon que depuis deux jours nous sommes ici dans la consternation. Au milieu des affreux évènemens qui se passent à Paris, on ne nous a fait rien dire de Saint-Cloud, et nous restons chez nous à pleurer et à gémir. Dites-lui cela, dites-lui aussi qu'il reste chez lui, et qu'il ne s'expose pas.*

J'arrivai à Saint-Leu avant 7 heures du soir,

je rendis compte au prince de tout ce qui se passait. Vers les neuf heures arriva Mme de Feuchères; je vis qu'elle n'était pas contente que je l'eusse laissée à Paris; le lendemain elle en montrait encore de l'humeur contre moi. M. le comte de Choulot se rendit à Paris pour savoir des nouvelles; j'en recevais en outre toutes les deux heures par les courriers expédiés du cabinet du Prince. Cette journée de jeudi 29 fut bien cruelle à passer; on entendait du château la canonnade. Lorsque le feu cessa, on jugea par les nuages de poussière qui s'élevaient au-dessus des diverses routes, que les troupes opéraient leur retraite. Le soir, M. de Choulot revint de Paris, et confirma tous les détails que nous avaient déjà donnés les dépêches. Il est à remarquer que pendant toute l'effervescence des combats qui avaient eu lieu, les courriers de la maison du prince n'avaient jamais été molestés; au contraire, on leur disait : « *Ah ! vous appartenez au prince de Condé, passez.* » Dès ce moment aussi tout le monde l'appelait *prince de Condé,* sans que j'aie pu comprendre comment cela est arrivé.

Le vendredi 30, M. de Choulot fut envoyé à Saint-Cloud; il devait y arriver incognito, et savoir ce qui s'y passait. Il revint dans la soirée, et rendit compte au prince, qui avait fait appeler Mme de Feuchères pour être présente à ce rapport. Il paraîtrait (d'après ce que m'a dit cette dame depuis) que M. de Choulot aurait outrepassé ses instructions en s'abouchant avec les généraux du Coëtlosquet et de Champagny, et qu'il s'éleva à ce sujet une discussion des plus vives entre lui et Mme de Feuchères. M. de Choulot aurait été d'opinion que le prince se rendît auprès du roi, et aurait même fini par lui dire que sa place était à Saint-Cloud. Le prince, déjà accablé de chagrins, souffrait beaucoup de cette scène, dont je n'eus aucune connaissance dans le moment, et que je rapporte comme la baronne me l'a racontée. Dans le courant de cette journée le prince avait paru souvent inquiet de ne pas recevoir de nouvelles, et MM. de Préjan et de Belzunce lui avaient plusieurs fois offert d'aller à Neuilly pour en chercher, mais il n'avait rien répondu à leurs propositions.

Le lendemain samedi, madame de Feuchères partit de bonne heure pour Paris. Le prince me fit appeler vers neuf heures : *Voilà,* me dit-il, *que l'on m'assure que la maison d'Orléans a quitté Neuilly, et qu'ils sont tous partis avec six voitures. Je voudrais savoir ce qui en est ; il faut que vous montiez à cheval : si la nouvelle est fausse, comme je le crois, vous présenterez mes hommages aux dames, et vous direz que je vous ai envoyé savoir de leurs nouvelles : tâchez d'apprendre tout ce qui se passe.* Je me rendis donc à Neuilly ; Mme de Feuchères m'a assuré dans la suite que M. de Choulot avait passé toute la matinée avec le prince, cherchant à le décider à se rendre auprès du roi.

A mon arrivée à Neuilly, on me dit que M. le duc d'Orléans était parti pour Paris, que je ne pouvais pas voir Mme la duchesse, qui était très-souffrante, mais que je serais introduit auprès de Mlle d'Orléans. Elle me confirma le départ de son frère pour Paris, et me dit que dans une crise aussi terrible, il s'était sacrifié pour le salut de la France. Elle répéta plusieurs fois : *Mon frère est un honnête homme, il se sacrifie.* Son Altesse ajouta que je ferais bien de me rendre au Palais-Royal, et que si son frère avait un moment, il me verrait sans doute avec plaisir. Je pensai que M. le duc de Bourbon m'avait envoyé à M. le duc d'Orléans, et non au lieutenant-général du royaume, et que je ne devais pas aller au-delà de ma mission. Je fus à Paris et jusqu'au Palais-Royal, pour savoir ce qui s'y passait à l'extérieur. De retour à Saint-Leu, je rendis compte au prince de ce que j'avais vu et entendu, et lui dis que je n'avais pas pensé être autorisé à aller voir de sa part M. le lieutenant-général du royaume. Il me répondit : *Vous auriez pu y aller, et je veux que vous y alliez demain. Vous le complimenterez de ma part.* Il me semblait que les craintes du prince étaient un peu diminuées, il paraissait plus rassuré.

Le dimanche, 1er août, je remplis ma mission auprès de S. A. R. le lieutenant-général du royaume.

Au milieu de ces graves circonstances, et sans vouloir pénétrer quels seraient les desseins ultérieurs de monseigneur, je résolus de me mettre, dans tous les cas, en mesure de suivre son sort, quel qu'il fût, malgré la douleur que j'aurais éprouvée à quitter, pour la seconde fois, ma famille et ma patrie, dont j'avais déjà vécu éloigné pendant vingt ans. En conséquence, le mardi 3 août, je me rendis chez M. le baron de Rotschild, pour le prier de se charger de faire passer en Angleterre une partie de ma modique fortune, afin de n'être pas à charge à notre excellent prince en pays étranger, s'il prenait le parti de s'éloigner de France. Après avoir terminé mon affaire particulière, M. de Rotschild, allant au-devant de mes pensées, me pria d'assurer le prince de son dévouement et de son respect, et de lui

offrir les services de sa maison de banque, dont
il suppliait Son Altesse d'user aussi largement
qu'elle le jugerait à propos. En remerciant M. de
Rotschild au nom du prince, je lui répondis
qu'une affaire de ce genre était dans le ressort
de l'administration de la maison de monseigneur,
que j'en parlerais de suite à l'intendant-général,
et que j'engagerais M. de Surval à venir en con-
férer avec lui; ce qui eut lieu. Je fis part à monseigneur de ce que j'avais été faire chez M. de
Rotschild, et de tout ce qui s'était passé entre
nous. Je ne pouvais pas assurément pénétrer ses
pensées secrètes, mais j'avais comme une intime
persuasion qu'il était impossible qu'il pût rester
au milieu de pareils évènemens. Je pris donc la
liberté, dans ce même entretien, de lui représenter qu'il avait depuis long-temps besoin de
prendre les eaux, et que puisqu'il ne pouvait
plus chasser, il me semblait qu'il ferait bien
d'aller aux eaux d'Aix-la-Chapelle. Le prince
ne me répondit que vaguement, me chargea de
faire ses remercîmens à M. de Rostchild, et je n'ai
pas appris qu'il ait été donné suite à ses offres.

De ce que les gendarmes qui faisaient le service habituel au château avaient encore la cocarde
blanche, le prince craignit que cela n'occasio-
nât quelques désordres, d'autant plus que l'on

prétendait dans le village que ses gens y avaient tenu des propos indiscrets sur les évènemens de Paris. Le maire en avait même donné avis au château. Je fis de mon mieux pour tranquilliser monseigneur dans ces momens d'agitation.

Le lendemain, après le déjeûner, le prince eut un entretien sur la terrasse avec M. de Choulot. Il semblait y avoir entre eux quelque explication. Mme de Feuchères s'approchait d'eux par momens. J'allai dans le jardin, où je vis bientôt arriver la baronne, qui y appelait le prince. Elle s'adressa à moi, et me dit : *Général, on a voulu profiter de l'humeur que j'avais eue contre vous de ce que vous m'aviez quittée à Paris, pour nous brouiller, mais à présent, dans des momens aussi difficiles, soyons amis.* Le prince survint en ce moment, et tous trois nous prîmes le chemin du parc. La baronne dit alors : « que « M. de Choulot était un fou, qu'il disait que si « on venait à Chantilly pour y arborer le dra- « peau tricolore, il faudrait qu'on lui marchât sur « le corps; qu'elle craignait beaucoup qu'il ne « compromît le prince et lui-même : elle ajouta « qu'elle avait eu un jour une discussion très-vive « à table avec M. de Belzunce, que M. de Préjan « lui faisait la mine. » A mesure qu'elle parlait,

elle s'animait, et témoignait une grande colère.
Elle ajouta : « qu'elle ne pouvait plus vivre avec
« ces messieurs, et qu'elle voulait s'en aller. » Le
prince conservait son calme, mais semblait très-
affligé de toutes ces discussions intestines, surtout de ce qui se passait à table, où lui-même, depuis les évènemens, ne disait presque jamais un
mot. Mme de Feuchères fit observer qu'elle avait
dit dans une de ces discussions « que les gens
« qui parlaient tant auraient dû aller défendre
« le roi. » A cela le prince répliqua : *qu'il ne
retenait personne, que si quelqu'un croyait
qu'il fût de son devoir d'accompagner le roi,
il était libre de le faire, que je pouvais le dire
à ces messieurs ; que cependant il désirait que
tout le monde voulût rester auprès de lui.* La
colère de Mme de Feuchères continuant toujours,
le prince ne savait que faire pour l'apaiser ; je
dis alors : « monseigneur, je vais parler à ces
messieurs, tâcher d'arranger tout cela, et opé-
rer une réconciliation générale. » J'étais avec
tout le monde, dans la maison, en termes de
bonne amitié, et je ne voyais aucune difficulté
à effectuer une chose à laquelle d'ailleurs tous
devaient consentir, par égard pour le prince.
En ce moment le courrier arrivant de Paris apporta les dépêches. Contre son habitude, le prince

ouvrit lui-même le paquet. Il prit le *Moniteur*. La première chose qui le frappa fut l'ordonnance qui substituait la cocarde tricolore à la cocarde blanche. Il examina de suite ce qu'il y avait à faire, et s'il ne convenait pas de la faire prendre à la maison. Le prince craignait que les populations environnantes ne vinssent la lui apporter. Les courriers et autres gens de la maison la prenaient lorsqu'ils allaient à Paris, et l'ôtaient en rentrant à la grille du château. Après quelque indécision le prince arrêta de faire prendre la cocarde aux gens, et m'envoya pour donner cet ordre. En revenant au salon, j'y trouvai MM. de Belzunce et de Préjan, parlant d'une manière assez animée avec le prince, qui tenait encore le *Moniteur* dans ses mains. Ces messieurs étaient très-montés. Le prince leur disait : *Vous voyez bien que c'est une ordonnance précise ;* M. de Belzunce lui repliqua avec vivacité : *oui, monseigneur, mais ce n'est pas à vous à donner cet exemple.* S'il avait dit cela avec calme et respect, je n'aurais pas fait d'observation ; mais il me parut que c'était manquer aux égards dus au prince que de lui parler sur ce ton. Je dis à M. de Belzunce « que ce n'était pas à lui à dic-
« ter à monseigneur sa conduite. » Je fis observer à ces messieurs qu'ils étaient trop jeunes pour avoir

vu, comme nous, les fureurs de la première révolution, et qu'attendu l'âge et la position particulière
du prince, ce serait prendre une grande responsabilité que de vouloir forcer sa volonté. Au demeu-
rant, il fallait que le prince restât en France ou
partît : dans le premier cas la cocarde était une
carte de sûreté; dans le second, un sauf-conduit.
Cette considération lui parut peut-être détermi-
nante. Je répétai à ces messieurs, devant monseigneur, ce qu'il m'avait autorisé à leur dire. M. de
Préjan répondit que sa place était auprès du prince,
et qu'il y resterait; il était pâle, et paraissait très-
agité. A voir comment les esprits étaient montés
dans la maison, je conjecturai que, pendant mes
absences à Paris, il s'était passé des choses que
j'ignorais, et qui avaient produit une agitation à
laquelle je ne m'étais pas attendu.

Dans mon interpellation à M. de Belzunce, je
n'avais nullement entendu exprimer un sentiment politique. Je lui dis même qu'à cet égard
mes *preuves étaient faites* depuis long-temps.
Mais le prince m'avait souvent raconté avec une
vive émotion, et presque les larmes aux yeux, une
scène qu'il avait euë, il y a peu d'années, avec
un de ses officiers, et qui était pour lui une des
choses les plus pénibles qui lui fussent arrivées.
J'avais répondu à S. A. à ce sujet, que me re-

gardant, en ma qualité d'aide de camp de service, comme son capitaine des gardes, jamais en ma présence rien de semblable ne se renouvellerait. Le prince ayant pardonné et couvert d'un voile cet évènement, il ne m'appartient pas d'en dire davantage. Mon intervention portait donc sur la forme, et non sur le fond. Si on avait raisonné avec calme, nous nous serions tous très-bien entendus, comme cela eut lieu plus tard. J'avais remarqué que tout ce qui était discussion affectait violemment le prince, et je pensais qu'il était de la plus grande importance de ne pas le contrarier.

Le lendemain ou le surlendemain, étant à me promener dans le parc, M. de Prejan vint à moi, et me dit qu'il était très-fâché de ce qui s'était passé. Deux ou trois jours après, me trouvant, après dîner, dans la salle de billard, M. de Belzunce, assis auprès de moi, chercha aussi à s'expliquer. Il se plaignit de ce que Mme de Feuchères s'était permis des propos à table, disant que ceux qui avaient tant d'attachement pour le roi auraient dû se rendre auprès de lui, et devaient le suivre. Comme elle le regardait en parlant ainsi, il n'avait pu faire autrement que de prendre la remarque pour lui, et engager la dispute qui éclata. Je lui répondis que j'avais beaucoup de chagrin de tout

cela, que ce que nous avions de mieux à faire
était de rester unis, et de nous efforcer d'alléger
pour notre excellent prince des momens si pénibles. L'harmonie parut se rétablir.

Le lieutenant-général du royaume ayant été
proclamé roi des Français, le prince m'envoya,
le dimanche 8 août, à Paris, pour le complimen-
ter. M. le duc d'Orléans me chargea de lui dire
qu'il allait lui envoyer un aide-de-camp pour
l'inviter à la séance de son installation, qui devait avoir lieu le lendemain ; que c'était une simple formalité, et qu'il l'engageait à ne pas venir,
si cela devait le gêner. Je retournai à Saint-Leu.
L'aide-de-camp, que j'avais annoncé, n'était pas
encore arrivé à onze heures. Je m'étais déjà retiré pour me coucher, lorsque j'entendis une voiture. Je me rhabillai à la hâte, et en sortant de
ma chambre je rencontrai le prince, qui était
accompagné de M. de Larochefoucault, aide-de-
camp de M. le duc d'Orléans. Il me fit entrer
dans son petit salon, et me dit d'y demeurer
avec M. de Larochefoucault, pendant qu'il se
retirerait dans son cabinet pour répondre au nouveau roi des Français. Le prince ne revint qu'une
heure et demie après, et remit sa réponse à l'aide-
de-camp, que je reconduisis jusqu'à sa voiture.
En revenant, je rencontrai sur l'escalier Mme de

Feuchères et M. le comte de Lavillegontier; et d'après la conversation qu'ils tenaient ensemble, je compris qu'ils avaient assisté à la rédaction de la réponse du prince, et c'est cette réponse qui renfermait une adhésion prononcée et formelle. En effet, Mme de Feuchères m'a depuis confirmé que cela était ainsi.

Le vendredi 21 août, je me trouvai à Paris.

J'appris que la reine devait aller le lendemain faire une visite à Saint-Leu. Le samedi matin, je partis de bonne heure, afin de m'y trouver au déjeûner. Je vis que tous les officiers du prince avaient des rubans tricolores à leur boutonnière, et j'appris que monseigneur avait, dès le matin, chargé M. de Lavillegontier de les engager à les porter. En partant de Paris, j'avais pris un morceau de ruban tricolore : la visite attendue m'en faisait prévoir la convenance. Je l'avais coupé en deux; j'en avais mis la moitié à ma boutonnière, et l'autre dans la poche de mon gilet. Après déjeûner, on était passé dans le salon. J'étais appuyé contre la cheminée; monseigneur se trouvait auprès de moi. Je le vis tirer de sa poche un gros nœud de ruban tricolore, dont il allait se décorer, lorsque je lui fis observer que ce nœud me semblait bien grand. En effet, son valet-de-chambre le lui avait acheté dans le village. Je tirai de mon gilet le petit morceau de ruban qui y était; je l'offris au prince, qui l'accepta; je l'attachai à sa boutonnière, et il remit le nœud dans sa poche. C'est cet incident, si peu important par lui-même, qui donna lieu depuis au bruit absurde qu'on avait fait prendre au prince les insignes tricolores malgré lui.

Le dimanche, 22, j'entrai chez monseigneur; je le trouvai avec un de ses valets-de-chambre (Louis) occupé à examiner des plaques de la Légion-d'Honneur, qu'il avait, depuis quelques jours, envoyé acheter à Paris. La reine avait fait don au prince d'une plaque du nouveau modèle : il fit remarquer qu'elle n'était pas pareille aux autres; que la figure d'Henri IV était tournée du côté opposé. Il se fit apporter son habit d'officier-général, sur lequel il y avait aussi une plaque de la légion. Il me montra une petite croix d'honneur, qu'il avait fait également acheter à Paris par Louis. Je n'ai pas su ce que signifiaient toutes ces préoccupations.

Il y avait long-temps que le prince m'avait dit qu'il remarquait un changement dans la manière d'être du peuple, qui lui annonçait des choses extraordinaires, une révolution peut-être; et plus d'une fois il avait demandé à son premier écuyer si ses équipages étaient bien en ordre, dans le cas où il aurait à monter à cheval. Les évènemens de juillet furent si rapides, leur cours et leurs développemens si inattendus, que c'est dans ces circonstances remarquables qu'il faudrait, il me semble, rechercher la conduite, à certains égards inexplicable, que le prince a tenue.

Le mercredi, 25 août, monseigneur devait recevoir, à l'occasion de sa fête, les félicitations des autorités et de la garde nationale de Saint-Leu. A une heure, le cortége fut annoncé; le prince entra dans le petit salon, accompagné de M. de Lavillegontier, de Mme de Feuchères et de moi. Au moment où M. de Lavillegontier sortit pour voir si le cortége approchait, le prince se montra profondément ému; il s'écria, à plusieurs reprises: *Quelle fête! grand Dieu! quelle fête!* La musique, qui était arrivée à la porte du château, se mit à jouer l'air: *Où peut-on être mieux?* Le prince, frappé comme d'un coup de foudre, s'écria encore, avec l'accent de la douleur: *Ils jouent où peut-on être mieux qu'au sein de sa famille! Ah! grand Dieu!* M. de Lavillegontier étant venu lui annoncer qu'il pouvait sortir, il traversa la salle à manger, le grand vestibule, et s'étant arrêté sur le perron, il fit au peuple assemblé une courte allocution. Mettant ensuite

dimanche j'assisterais à la revue de la garde nationale au Champ-de-Mars, pour juger de l'état des esprits ; et que je reviendrais ce jour-là dîner à Saint-Leu, pour faire mon rapport et retourner le soir à Paris. Monseigneur voulut bien consentir à cet arrangement, et me dit : *Oui, mais vous ne partirez qu'après déjeûner, n'est-ce pas ?*

On trouvera peut-être quelques-uns des détails qui vont suivre trop minutieux ; mais j'ai pensé qu'ils pouvaient offrir de l'intérêt, ce jour étant le dernier de l'infortuné prince.

Vers l'heure du déjeûner, je reçus un billet de M. Hamilton, secrétaire d'ambassade d'Angleterre, qui m'annonçait qu'il était à la grille du château avec Mme Hamilton, et qu'ils demandaient à visiter le parc. En sortant de mon appartement, je rencontrai le prince, et je lui demandai s'il voulait accorder la permission demandée. Tout en causant, nous arrivâmes à l'appartement de Mme de Feuchères. Il me dit que M. et Mme Hamilton pouvaient visiter le parc, et ajouta : *Ne faudrait-il pas les inviter à déjeûner ?* Mais Mme de Feuchères ayant fait la remarque que M. Hamilton n'avait pas été présenté à Son Altesse, monseigneur dit alors qu'on leur offrirait plus tard des rafraîchissemens.

Je me rendis à la grille, pour faire entrer M. et Mme Hamilton.

Après le déjeûner, je suivis le prince et Mme de Feuchères dans la salle de billard. La baronne me proposa de faire une partie, et le prince me parut moins triste et plus serein que de coutume. Je ne pus m'empêcher de lui dire : *Monseigneur, je suis bien heureux de voir que votre santé va mieux.* Mais il se récria, me disant qu'*il ne fallait jamais dire cela.*

Je l'assurai que je me garderais bien de faire cette observation à un autre qu'à lui-même. Je savais en effet qu'il voulait qu'on dît toujours qu'il avait mal à une jambe pour pouvoir s'exempter, sous ce prétexte, des devoirs de société, qui le fatiguaient. Pendant la partie de billard, monseigneur s'assit sur un sopha, et sommeilla une partie du temps. Lorsque nous eûmes fini, je lui demandai s'il avait quelque chose à ajouter à ses ordres pour Paris. Il me dit que non. Ma voiture était avancée, et j'allais partir, lorsque la baronne me pria d'attendre, dit qu'elle avait un mot à écrire à Paris, et qu'elle ne me demandait qu'un quart-d'heure. Ce temps s'étant écoulé, j'allai chez elle pour savoir si sa lettre était prête; elle me pria d'attendre encore. Je m'assis pendant qu'elle écrivait. La porte de la chambre étant restée ouverte, Manoury, valet de chambre particulier du prince, entra, et me dit que M. le comte de Cossé-Brissac venait d'arriver au château, et que monseigneur me faisait appeler. J'allai donc prendre les ordres du prince, qui était dans le petit salon, et qui m'ordonna de faire entrer M. de Cossé sur le champ. Son Altesse me fit signe de la laisser seule avec lui, me dit de ne pas partir. Une demi-heure à peu près s'était écoulée lorsque je fus appelé. Monseigneur me dit que M. de Cossé dînerait à Saint-Leu, et m'ordonna de lui faire donner un appartement. Il parut regretter que je dusse partir, parce que, *sans cela*, me dit-il, *vous auriez pu faire voir le parc à M. de Cossé.* Je répondis que je pouvais très-bien rester à dîner, et ne m'en aller que le soir avec M. de Cossé, qui pourrait peut-être me donner une place dans sa voiture. M. de Cossé ayant consenti, je restai. La conversation reprit son cours; M. de Cossé raconta comment le roi Charles X était parti de Rambouillet d'une manière très-précipitée, manquant d'argent et étant obligé de vendre, pour s'en procurer, une quantité d'argenterie. Le prince parut très-affecté, et cela ne s'expliquait que trop par les détails qu'il venait d'apprendre, pour la première fois sans doute, puisque je ne me rappelle pas qu'il eût encore vu aucune des personnes qui avaient été avec le Roi à Rambouillet. Nous laissâmes le prince dans le petit salon, et je conduisis M. de Cossé à son appartement, après avoir donné ordre à ma voiture, qui était chargée de mes effets, de partir pour Paris. M. de Cossé me dit qu'il n'irait pas voir le parc, qu'il avait à écrire; je le quittai. Je me rendis dans la salle de billard, par la grande salle à manger, pour y prendre mon chapeau, et je revins par le petit salon, où j'avais laissé le prince. En y entrant, je le vis tenant sa main sur le bouton de la porte qui donne dans le grand salon. Son attitude incertaine me fit présumer que l'arrivée de quelqu'un le gênait. Je refermai brusquement la porte, et je fis le tour. J'entrai dans le grand salon. Le prince n'y était pas. Il ne s'y trouvait que les dames, qui travaillaient autour d'une table, et qui peu après allèrent se promener dans le parc. Le prince entra dans ce moment, les dames l'engagèrent à se promener avec elles; Mme de Feuchères l'engagea à venir jusqu'au pont, qui n'est qu'à cent pas du château, mais il s'y refusa obstinément.

M. de Cossé avait prié le prince de s'intéresser en faveur de plusieurs personnes de la maison du roi qui, ayant perdu leur existence, par suite des évènemens, se trouvaient dans la position la plus malheureuse. Monseigneur lui dit de me remettre une note à ce sujet, et m'avait ordonné de passer à la liste civile, lorsque je serais à Paris, pour parler de sa part en faveur de ces personnes. M. de Cossé m'apporta cette note dans ma chambre, et resta à causer avec moi. En ce moment ma porte s'ouvrit doucement, et le prince entra. Il croyait sans doute me trouver seul, mais voyant M. de Cossé il ne me dit rien de particulier. Il s'assit près de la fenêtre, et commença à parler avec un sentiment de tristesse des affaires du jour, des rassemblemens d'ouvriers, etc., il tira ensuite sa montre, et dit : *il est sept heures; il est temps de dîner, faites dire que l'on serve.* Je fus avertir le valet-de-chambre de service. La conversation durait encore lorsque je revins; le prince se leva, et dit : *ce sont des choses fort tristes, mais il ne faut pas en parler à table, à cause des gens.*

Mme de Feuchères m'avait remis, dans l'après-midi, deux pétitions de Mme de Lafortelle, qui venait de perdre son mari, et qui désirait des apostilles de Monseigneur pour appuyer des demandes auprès du ministre des finances. Au moment ou le prince se leva, je lui dis que j'avais encore deux signatures à lui demander, mais que comme cela ne pressait pas, je mettrais les deux pétitions sur la table de son cabinet, pour qu'il pût les signer le lendemain matin. Le prince me répondit qu'il aimait mieux les signer de suite. Comme le jour baissait, j'allumai des bougies, le prince s'assit, signa, et dit en se levant : *vous voyez que c'est bientôt fait.* Ensuite nous sortîmes tous les trois ensemble de ma chambre. Le prince passa un moment dans la sienne, et nous laissa descendre pour dîner.

A table, Monseigneur fut silencieux comme de coutume. Après dîner il s'assit auprès des dames, qui lisaient les journaux; il me dit: *faites asseoir Cossé là,* en désignant une place à côté de lui, et je remarquai qu'il le traitait avec des égards particuliers. Le prince savait que nous devions partir vers 9 heures. L'heure étant passée, il s'approcha de moi, et me dit: *hé bien cette voiture est-elle préte?* Elle ne l'était pas et ne le fut pas de quelque temps. Enfin on l'annonça. Le prince accompagna M. de Cossé lentement, et en continuant à lui parler avec beaucoup de bonté, à travers les appartemens, jusqu'au grand vestibule. Là il nous fit ses adieux; je lui demandai encore s'il n'avait rien à ajouter aux ordres qu'il avait donnés pour Paris : il me dit: *non, occupez-vous de tout cela, bonsoir, bonsoir.* Pour la dernière fois, hélas, j'avais entendu sa voix, ét pour la dernière fois mes yeux avaient contemplé les traits vénérés de notre auguste et excellent prince!

Nous partîmes; je déposai M. de Cossé, vers minuit, à son logement rue Saint-Lazare, aux bains de Tivoli; sa voiture me conduisit au Palais-Bourbon, où je me couchai, bien loin de m'attendre au cruel réveil du lendemain.

Le vendredi 27, un courrier vint annoncer au Palais-Bourbon l'affreuse catastrophe de Saint-Leu. Un gentilhomme avait été en même-temps expédié pour le Palais-Royal. Je m'y rendis, j'y trouvai ce gentilhomme (M. de Préjan), qui me donna des détails sur l'événement. Le baron Pasquier, président, et le marquis de Sémonville, référendaire de la Chambre des Pairs, arrivèrent en ce moment. J'entrai avec eux dans le salon, où se trouvait le roi Louis-Philippe, qui leur donna l'ordre de se rendre à Saint-Leu pour constater le décès du prince. M. le colonel de Rumigny devait conduire ces messieurs, et le roi lui dit en partant d'assurer messieurs de la maison du duc de Bourbon, de sa bienveillance et de sa protection. Je priai M. de Rumigny de me donner place dans sa voiture, ce qu'il fit.

M. de Lavillegontier vint recevoir MM. le baron Pasquier et le marquis de Sémonville au bas du grand escalier du château de Saint - Leu, et nous dit qu'on avait déjà dressé plusieurs procès-verbaux. Nous montâmes tous dans la chambre du prince, que nous trouvâmes dans son lit, recouvert du drap sous lequel sa figure était cachée. Le juge - de - paix et le maire de Saint - Leu se trouvaient présens.

Il serait impossible de décrire la scène de désolation qu'offrait le château. Chacun ne s'occupait que de sa douleur. Vers le soir, un monsieur, que j'ai su depuis être M. Guillaume, attaché au cabinet du Roi Louis-Philippe, descendit dans le grand salon de réception, et dit qu'on avait trouvé dans la cheminée de la chambre du prince quelques morceaux de papier déchirés ; il nous les montra. M. de la Villegontier dit : *Oh ! ce n'est rien du tout ; vous pouvez jeter cela.* Ma pensée fut qu'il croyait que c'était quelque billet insignifiant de la baronne, qu'il était inutile de voir : sans qu'il m'eût fait part de ses motifs, j'eus moi-même cette idée, et je ne dis rien. M. Guillaume allait peut-être jeter ces morceaux de papier, lorsqu'une personne attachée au parquet de Pontoise, dont je n'ai point su le nom, prit ces fragmens, dit qu'ils pouvaient être de conséquence, et les mit dans sa poche.

Les docteurs Marjolin, Marc et Pasquier arrivèrent, et firent un premier examen du corps du prince, qu'ils reprirent le lendemain.

Le samedi 28, arriva M. Bernard, procureur-général, qui, ayant été mal dirigé, avait couru la poste toute la nuit, et était allé à Chantilly au lieu de venir à Saint-Leu. Il était environ une heure lorsque M. Bernard commença à procéder à l'enquête, et à l'audition des témoins. La personne qui avait la veille mis dans sa poche les petits morceaux de papier, les déposa sur la table. On chercha à les réunir, je m'approchai pour les examiner, et aussitôt après je montai dans la chambre du prince pour voir s'il n'y serait pas resté quelques autres morceaux de papier. J'y rencontrai Manoury, le valet-de-chambre, qui me dit que c'était lui qui, la veille, avait fait la découverte de ces papiers, ayant lu sur un des morceaux le mot *roi* écrit de la main de monseigneur. Il se remit à chercher, et en trouva d'autres, qui furent portés au salon. Je remontai une seconde fois pour voir s'il n'y en avait plus. On descendit encore une poignée de papiers, qui étaient pour la plupart des fragmens d'enveloppes de lettres, mais parmi lesquels se trouvèrent des morceaux de la même espèce que les premiers. MM. de Belzunce et de Préjan s'occupèrent avec le plus grand zèle à rassembler ces fragmens. Après avoir achevé de les réunir, ils les collèrent sur deux feuilles de papier, qui alors présentèrent deux écrits, dont l'un paraissait être le brouillon, et l'autre la copie. Il manquait à l'un et à l'autre quelques morceaux, mais au moyen des deux, on n'eut aucune peine à former l'écrit dont la teneur suit :

« Saint Leu et ses dépendances appartiennent
« à votre roi Philippe : ne pillez ni ne brûlez
« le château ni le village, ne faites de mal à per-
« sonne, ni à mes amis ni à mes gens. On vous
« a égarés sur mon compte, je n'ai qu'à mourir
« en souhaitant bonheur et prospérité au peuple
« français et à ma patrie. Signé : L. H. J. de Bour-
« bon, prince de Condé. »

« P. S. Je demande à être enterré à Vincen-
« nes, près de mon infortuné fils. »

Toutes les personnes de la maison parurent convaincues que cet écrit était de la main du prince, dont l'écriture est d'ailleurs très-facile à reconnaître. L'encadrement de tous ces fragmens avait occupé une grande partie de la matinée, et lorsque cette opération fut terminée, on passa à l'audition des témoins ; toute la maison fut en-tendue.

Dans le courant de cette journée, Manoury raconta que la veille, avant dîner, monseigneur l'avait fait appeler, et qu'aussitôt qu'il fut entré, il lui dit : *Mon cher Manoury, voyez comme ma main est brûlante, je crois que j'ai la fièvre.* Il prit la main du prince, et répondit : *Non, monseigneur, je ne trouve pas que votre main soit chaude.* En effet il l'avait trouvée dans son état naturel. Le prince, saisissant alors celle de Manoury dans les siennes, la serra fortement, et dit : *Il ne s'agit pas de cela : il faut envoyer de suite un courrier à M. de Choulot à Chantilly, pour lui dire de venir ici demain matin.* Manoury fut aussitôt aux écuries exécuter cet ordre. Ce dut être après cet incident que le prince vint, comme je l'ai déjà dit, dans ma chambre, où il trouva M. de Cossé, dont la présence l'empêcha sans doute de me parler, comme il en avait évidemment le projet, car sa visite n'était pas une chose ordinaire : lorsqu'il avait besoin de nous il nous envoyait chercher.

Je me suis rappelé plus tard que pendant cette journée du jeudi, le prince avait cherché, par des moyens détournés, à retarder le moment de mon départ, sans cependant énoncer ouvertement son désir, car il était dans ses habitudes de bonté de ne vouloir jamais gêner personne. Ainsi

l'invitation qu'il me fit de montrer le parc à
M. de Cossé, n'était qu'un prétexte pour me retenir, car plusieurs autres officiers de sa maison
étaient à Saint-Leu, et tous se seraient empres-
sés de remplir cette mission de politesse. M. de
Cossé était la première et la seule personne restée,
lors des évènemens, avec le roi Charles X, que le
prince eût vue depuis les journées de juillet.
Monseigneur dut apprendre par lui beaucoup de
particularités sur les malheurs de la famille royale,
pour laquelle, dans toutes les circonstances, il
témoignait la plus vive affection, le plus tendre
et le plus inviolable attachement. Cet incident,
joint à tant d'autres sujets de perturbation qui
l'agitaient, surtout depuis quelque temps, a pu
égarer son esprit, et le porter à prendre une dé-
termination désespérée, et c'est dans une pareille
disposition qu'aurait été tracé l'écrit dont les fragmens furent trouvés dans la cheminée de sa
chambre; mais puisque cet écrit a été ensuite dé-
chiré, on *doit* en conclure que le prince, s'il l'a
eu un moment, avait, sans le moindre doute,
renoncé à son funeste dessein.

Je dois au reste faire connaître que la profonde
tristesse du prince ne m'avait point échappé. Ses
exclamations, et l'abattement qu'il avait montré
le jour de sa fête, me révélèrent qu'il était en proie

à une douleur vive et secrète. Peut-être éprouvait-il, entre autres tourmens, le besoin d'aller reprendre auprès de la famille proscrite la place que son nom et son cœur lui assignaient, peut-être ressentait-il, en conséquence, avec plus d'amertume la gêne des liens qui le captivaient, et qui le tenaient depuis tant d'années dans une fausse et pénible position.

Ce n'est que depuis la mort du prince que j'ai appris le projet qu'il avait eu de partir secrètement de Saint-Leu, et je reconnus alors combien mes prévisions, dont j'ai parlé au sujet de ma visite à M. de Rotschild, étaient fondées. J'ai dû vivement désirer de savoir toute la vérité à l'égard de ce projet de départ, et j'ai interrogé Manoury, le valet-de-chambre. Cet homme, qui depuis longues années possédait et méritait la confiance du prince, m'a confirmé en effet qu'environ trois semaines avant sa mort, monseigneur avait formé le dessein de quitter secrètement son château, qu'à cette fin il l'avait envoyé un jour à Paris pour y louer ou acheter une voiture quelconque, avec ordre de l'attendre le lendemain à Moisselles sur la route de Clermont; qu'il fut convenu entr'eux que si Manoury ne rentrait pas dans la nuit, ce serait un signe qu'il avait réussi à remplir les ordres, et qu'il irait le rejoindre dans la matinée à Moisselles, en traversant la forêt à pied. Manoury se rendit à Paris, et trouva des difficultés, dit-il, à remplir sa mission : il ne pouvait sans passeport avoir des chevaux de poste. D'ailleurs il était tourmenté de l'idée de partir seul avec le prince, il craignait de prendre sur lui une aussi grande responsabilité. Il se laissa donc décourager par les premiers obstacles, et revint dans la nuit à Saint-Leu sans avoir rien conclu. Cependant le prince persistait toujours dans la résolution de partir, mais il ne voulait pas qu'elle fût connue de qui que ce fût. Il en conféra plusieurs fois avec Manoury. Ce fidèle serviteur le conjura de consentir à prendre avec lui au moins un des officiers de sa maison. Il lui en nomma plusieurs dans lesquels il pensait qu'il pouvait en toute sûreté placer sa confiance. Mais le prince trouvait à chacun quelqu'inconvénient. Enfin, Manoury eut lieu de présumer qu'il s'était décidé pour M. le comte de Choulot, capitaine de ses chasses, mais monseigneur lui avait si expressément défendu de s'ouvrir, soit à M. de Choulot, soit à toute autre personne, à ce sujet, qu'il n'a pu en acquérir la certitude par lui-même. On pourrait cependant être induit à croire que M. de Choulot était, en effet, l'officier que le prince avait résolu d'em-

mener avec lui, en se rappelant qu'il avait pres-
crit à Manoury, dans l'après-midi du 26, de lui
dépêcher un courrier à Chantilly, avec l'ordre
verbal de venir le lendemain matin à Saint-Leu.
Cette circonstance, rapprochée des assertions de
Manoury, donne certainement à cette opinion
une grande force; et lorsque je me rappelle l'indécision de la tenue et des démarches du prince
dans la matinée, les moyens détournés par lesquels il tenta de me retenir, son entrée impré-
vue et presque mystérieuse dans mon appartement, je ne puis me défendre de penser que,
pressé par le désir de s'éloigner, incertain du
moment où viendrait M. de Choulot, il avait assez présumé de mon dévouement pour vouloir
s'en ouvrir à moi. S'il en était ainsi, certes, il
avait bien jugé de ma reconnaissance pour ses
bontés et de mon attachement pour sa personne,
et j'aurais saisi avec joie cette occasion de lui
consacrer mon avenir et ma vie. Mais il était
dans son caractère d'être soupçonneux : il avait
en général une assez mauvaise opinion des hommes (ce qui, du reste, n'arrive que trop fréquemment à ceux qui ont été payés de leurs bienfaits
par l'ingratitude), et il devait éprouver une plus
grande méfiance que d'habitude à faire la confidence d'un projet qu'il voulait exécuter secrète-

ment. Il s'arrêta donc devant les obstacles que je ne sais quelle déplorable fatalité opposa à ce qu'il pût me parler librement, et me laissa m'éloigner.

Mais ce projet qui lui pesait l'aurait il confié ou laissé deviner à quelques autres? Quoi qu'il en soit, ce qui est avéré, d'après le témoignage de Manoury, c'est que le prince avait la volonté de s'éloigner, et de le faire secrètement; c'est qu'il n'avait point abandonné ce projet, qu'il tenait au contraire plus que jamais à l'exécuter sans délai, puisque rien ne révèle un autre motif à l'ordre qu'il avait donné de faire venir M. de Choulot.

Un autre fait bien remarquable, c'est que nonobstant la rumeur si naturelle qui s'était répandue de la possibilité d'un assassinat, il ne parut pas que les personnes sur lesquelles étaient dévolus le gouvernement et la responsabilité du château et de la maison du prince, eussent pris, dès les premiers momens, les mesures les plus propres à découvrir la vérité à cet égard. Cependant, outre les moyens ordinaires, la garde nationale, la gendarmerie, et les gardes particuliers du prince, qui faisaient, depuis les évènemens de juillet, une garde vigilante autour du château, nuit et jour, offraient des ressources d'éclaircisse-

ment dont on aurait pu profiter Le trouble
du moment peut seul expliquer une aussi fatale
préoccupation. Ce fut seulement après que notre
malheureux prince eut été déposé dans le caveau
de Saint-Denis, qu'on voulut se rappeler diverses
circonstances équivoques de sa mort, et com-
mencer des recherches sérieuses sur la manière
dont elle aurait pu arriver. Depuis ce temps, trois
enquêtes ont eu lieu, plus de cent témoins ont
été entendus, et on attend un prochain jugement.

J'ai raconté avec la plus scupuleuse exacti-
tude tout ce qui est à ma connaissance person-
nelle, ainsi que tout ce que j'ai appris de
positif sur des circonstances qui peuvent se
rattacher à cette horrible catastrophe.

Tout le monde a cru avoir le droit de prononcer un avis sur cet évènement, qui a vivement frappé les esprits. Les rapports intimes qui
m'ont rapproché du prince, pendant trois années
consécutives, m'ont mis à même de former, autant que personne, une opinion à cet égard ; et
je déclare qu'il m'est impossible de croire que la
mort du prince ait été volontaire.

N. B. Voir le post-scriptum, page 125.

TESTAMENT

DE FEU S. A. R. Mgr LE DUC DE BOURBON,

PRINCE DE CONDÉ.

Au nom du Père, du Fils et du Saint-Esprit.

« Je recommande mon âme à Dieu.

« Moi soussigné Louis-Henri-Joseph de Bour-
« bon, duc de Bourbon, prince de Condé, etc.,
« je nomme et institue mon petit-neveu et fil-
« leul, Henri-Eugène-Philippe-Louis d'Orléans,
« duc d'Aumale, mon légataire universel, vou-
« lant qu'à l'époque de mon décès il hérite de
« tous les biens et droits mobiliers et immobi-
« liers, de quelque nature qu'ils soient, que je
« posséderai à cette époque, pour en jouir en
« toute propriété, sauf les legs que j'institue par
« ces présentes, ou que je pourrai instituer par
« la suite.

« A défaut du duc d'Aumale, désigné, je nom-
« me et institue pour mon légataire universel,
« le plus jeune des enfans mâles de mon neveu
« Louis-Philippe d'Orléans.

« Je lègue à dame Sophie Dawes, baronne de
« Feuchères, une somme de deux millions, qui
« sera payée en espèces aussitôt après mon dé-
« cès, quitte de tous droits d'enregistrement ou
« autres frais, qui seront acquittés par ma suc-
« cession.

« Je lui lègue aussi en toute propriété :

« 1° Mon château et terre de Saint-Leu ;

« 2° Mon château et terre de Boissy, et toutes
« leurs dépendances ;

« 3° Ma forêt de Montmorency et toutes ses
« dépendances ;

« 4° Mon domaine de Morfontaine, tel qu'il
« se compose et que je l'ai acheté de Mme Ville-
« neuve, suivant contrats des 21 et 22 juillet
« 1827 et 20 août 1829 ;

« 5° Le pavillon occupé par elle et ses gens au
« Palais-Bourbon, ainsi que ses dépendances ;

« 6° Le mobilier que comprend ce pavillon,
« ainsi que les chevaux et voitures affectés au
« service de ladite dame baronne de Feuchères.
« Cette dernière mesure est également applica-
« ble aux officiers de ma maison meublés par

« moi. Les frais d'actes, de mutations, d'enre-
« gistrement, et autres généralement quelconques
« nécessaires pour mettre ladite dame baronne
« de Feuchères en possession des legs ci-dessus,
« seront à la charge de ma succession; de telle
« sorte qu'elle entre en jouissance desdits objets
« quittes et libres de tous frais pour elle. »
« Mon intention est que mon château d'Ecouen
« soit affecté à un établissement de bienfaisance
« en faveur des enfans, petits-enfans ou descen-
« dans des anciens officiers ou soldats de l'an-
« cienne armée de Condé et de la Vendée. Je
« donne alors ce château et le bois qui en dépend
« à ladite dame baronne de Feuchères, en la
« chargeant de fonder l'établissement dont il s'a-
« git; voulant en cela lui donner une nouvelle
« marque de mon attachement et de confiance.
« J'affecte au service des dépenses de cet établis-
« sement, une somme de cent mille francs qui
« sera payée annuellement et à perpétuité par
« mon petit-neveu le duc d'Aumale, ou par ses
« représentans. Je m'en rapporte au surplus aux
« soins de madite dame baronne de Feuchères,
« pour que mon intention soit remplie, ainsi que
« sur le mode d'après lequel cet établissement
« devra être formé, et aux autorisations qu'elle
« aura à solliciter et à obtenir pour y parvenir.

« Je donne et lègue à titre de pension à cha-
« cun de mes gentilshommes, secrétaires de mes
« commandemens, membres de mon conseil, of-
« ficiers et employés ou serviteurs de ma mai-
« son qui se trouveront à mon service au mo-
« ment de mon décès, en telle qualité que ce soit,
« savoir :

« 1° A ceux qui auront dans ma maison plus
« de vingt ans de service, la totalité des appoin-
« temens ou gages dont ils jouiront;

« 2° A ceux qui auront plus de quinze ans de
« service, les trois quarts desdits appointemens
« ou gages;

« 3° A ceux qui auront plus de dix ans de ser-
« vice, la moitié desdits appointemens ou gages;

« 4° A ceux qui auront plus de cinq ans de
« service, le quart desdits appointemens ou gages;

« 5° A ceux qui auront moins de cinq ans de
« service et plus de deux ans, une année de leurs
« appointemens ou gages, à titre de gratification,
« une fois payée.

« Entendant qu'ils jouissent de ces pensions
« cumulativement avec les traitemens attachés
« aux fonctions qu'ils pourront remplir dans la
« maison de mon petit-neveu le duc d'Aumale.

« Je recommande à mon petit-neveu le duc
« d'Aumale, les officiers et serviteurs de ma mai-

« son, lui enjoignant de traiter avec bienveil-
« lance tous ceux qui m'ont servi avec zèle, et
« m'ont donné des marques d'un attachement
« particulier.

« Je prie le Roi d'agréer mon vif désir et ma
« demande expresse, que ma dépouille mortelle
« soit déposée à Vincennes, auprès des restes de
« mon fils bien-aimé.

« Je nomme pour mon exécuteur testamentaire
« M. le baron de Surval, et lui donne, confor-
« mément à la loi, la saisine pour l'exécution du
« présent testament.

« Fait à Paris, en notre Palais-Bourbon, le
« 30 du mois d'août 1829.

« *Signé*, Louis-Henri-Joseph DE BOURBON. »

OBSERVATIONS.

On a dû voir que lors de mon départ pour la
Provence en 1829, j'avais remis entre les mains
de M. de Surval, intendant du prince, pour qu'il
pût en faire usage au besoin, le *projet* du testa-
tament tel qu'il m'avait été envoyé par le baron
de Broval, administrateur de la maison d'Orléans.

Lorsqu'après la mort de M. le duc de Bourbon

on eut fait l'ouverture de son testament, je fus assuré que cet acte présentait de grandes différences avec le projet primitif, à l'avantage de Mme de Feuchères et de M. de Surval. La clause du projet qui assurait aux officiers du prince *leur traitement intégral en cas de retraite*, et fixait ainsi leur avenir d'une manière convenable et juste, et en même temps très-modeste, avait entièrement disparu. M. le duc de Bourbon n'avait peut-être pas douté que les officiers de sa maison ne fussent conservés par son héritier, ou que, dans tous les cas, leur logement au Palais-Bourbon et leur modique traitement ne leur fussent continués. Les appointemens de ces officiers étaient plutôt une espèce d'indemnité. Les gentilshommes de la chambre, par exemple, avaient seulement 2000 francs, ce qui n'était en aucune espèce de proportion avec leur rang et les autres traitemens des services inférieurs. Une somme de 18,000 francs par an aurait couvert la dépense nécessaire pour continuer à tous ces officiers *l'intégralité de leur traitement en cas de retraite.*

Causant un jour avec la baronne, j'eus lieu de comprendre, quoiqu'elle ne s'expliquât pas positivement, qu'elle croyait que la disposition relative aux officiers avait été changée. Cela dut éveiller mon attention, et j'en parlai à M. de Surval, qui ne put en disconvenir, et me dit qu'en effet le prince avait trouvé qu'il fallait que les officiers subissent, comme les autres personnes, les règles sur les pensions. J'engageai M. de Surval à ne pas en parler à M. de Flassans, qui pourrait peut-être tenter quelques démarches pour faire ajouter au testament la clause qu'il avait désiré y voir. Le prince ayant déjà éprouvé tant d'ennuis à ce sujet, je redoutais qu'on l'importunât davantage; et j'ai préféré nous en confier à la loyauté de Mgr le duc d'Orléans. Quelque temps après, MM. de Flassans et Surval voyageant ensemble à Chantilly, M. de Flassans m'a assuré qu'il avait pressé l'intendant-général de lui dire ce qui en était de la clause en question, et que M. de Surval lui avait répondu que tout était arrangé comme il (M. de Flassans) l'entendait. Pour ce qui le concerne, M. de Surval est entré en jouissance d'une pension de 12,000 fr., qu'il cumule avec ses appointemens actuels. Il a été en outre nommé exécuteur testamentaire.

Si les intérêts de M. de Surval n'ont pas souffert, ceux de la baronne de Feuchères n'ont pas été abandonnés.

Au temps où je méditais les bases d'un acte testamentaire, elle me répétait souvent que le prince voulait lui laisser *toute* sa fortune; qu'elle s'y refusait, mais qu'elle entendait bien avoir de quoi tenir un grand état dans le monde. Dans une question de ce genre, je me considérais comme le défenseur des intérêts de la maison de Condé. D'ailleurs, toutes les convenances me faisaient une loi d'éviter, autant que possible, que Mme de Feuchères, même dans ses intérêts bien entendus, eût une trop grande partie de la fortune de cette maison. Après quelques consultations, il fut convenu qu'elle se contenterait de Saint-Leu et de ses dépendances, et de quatre millions en argent comptant. Elle m'avait bien dit qu'il faudrait aussi *qu'elle eût quelque chose au Palais-Bourbon, n'importe quoi,* à la vérité, sans avoir l'air d'y attacher de l'importance, et comme pour me pressentir; mais je repoussai bien loin ses insinuations. Lorsque je partis pour la Provence, et qu'elle n'eut à faire qu'à M. de Surval (qui n'était pas en position de lutter avec elle), ses idées s'agrandirent, et c'est alors sans doute qu'elle aura exprimé le désir d'hériter de Morfontaine, et de l'hôtel qu'elle occupe aujourd'hui dans les dépendances du Palais-Bourbon; c'est alors aussi qu'elle aura demandé, en plus, que le prince lui laissât l'établissement d'Ecouen; et qu'il y affectât cent mille francs de rentes.

J'avais toujours espéré que le noble prince ne serait pas mort sans avoir réalisé la fondation d'Ecouen sur les bases que la commission lui avait proposées. Il ne me serait jamais venu à l'esprit que Mme de Feuchères pût avoir la prétention qu'une fondation pareille dût lui être confiée. Ce sera un sujet d'éternels regrets, que le prince, en traitant définitivement cette affaire lorsqu'il signa son testament, n'ait pas consulté quelque serviteur d'un dévouement ferme et éclairé, animé d'un intérêt pur et sincère pour sa gloire et pour l'honneur du nom de Condé.

Il est à présumer qu'en soumettant à monseigneur les nouvelles prétentions de la baronne, M. de Surval proposa, par forme de compensation, de retrancher deux des quatre millions qu'elle devait recevoir en espèces. Si elle se fût contentée de ce qui avait été d'abord convenu, il n'y aurait eu aucun inconvénient à lui faire lire le testament définitif, qui lui a été caché; car M. de Surval n'étant pas en position, comme je l'ai déjà dit, de lutter ouvertement contre elle, ni de lui faire de fortes remontrances, devait nécessairement agir de manière à tromper sa cupidité. L'extrême avidité de la baronne dut, je crois, lui faire perdre un peu de l'amitié du prince, qui, obligé de dissimuler avec elle dans cette circonstance, ne lui rendit probablement plus son entière confiance!

De ce résultat il m'est permis de conclure que tout ce que m'avait dit et répété Mme de Feuchères des projets du prince de lui laisser *toute* sa fortune, était peu exact, ou bien que le prince ne lui révélait pas toute sa pensée.

Bien qu'elle fût assurée d'avoir la terre de Saint-Leu par le testament, il est à croire qu'elle avait manifesté le désir d'en avoir la donation du vivant du prince, car M. de Surval reçut de monseigneur l'ordre de faire dresser un acte en conséquence, malgré les frais considérables d'enregistrement que cela devait entraîner.

J'ai lieu de penser que ce fut pour faire face à ces frais extraordinaires que l'on proposa au prince la réforme de son équipage du sanglier, mesure que je considérais comme désastreuse, puisqu'elle attaquait l'existence de beaucoup de serviteurs de sa maison. Je ne cachai nullement, dans le temps, tout le chagrin que j'en éprouvais. La baronne crut de son devoir de faire part de la grâce qu'elle venait d'obtenir au Palais-Royal, où la chose fut trouvée toute naturelle. On se rappelle que, le 25 juillet, la famille d'Orléans était venue à une fête à Saint-Leu. M. le duc et Mlle d'Orléans s'étaient promenés dans le parc;

qui leur rappelait les souvenirs toujours chers de l'enfance. Ils avaient reconnu ces beaux arbres dont plusieurs avaient été plantés de leurs mains. Ce fut peut-être alors que Mlle d'Orléans conçut le désir de rentrer en possession de ce domaine. Lors donc que l'on eut connaissance du projet de donation, on fit demander à la baronne si elle voulait consentir à céder Saint-Leu à la maison d'Orléans; et on lui proposa de ne pas passer outre à la donation, mais de faire faire, par M. le duc de Bourbon, un simple acte de vente à Mlle d'Orléans, de manière que Mme de Feuchères n'aurait plus qu'à recevoir le prix de la vente. La baronne y consentit, sauf approbation du prince, qui fut accordée. Saint-Leu et ses dépendances furent estimés, par les experts à ce préposés, quatre millions cinq cent mille francs. Elle ne trouva pas cette somme assez considérable, et assura qu'elle ne le céderait pas à moins de cinq millions. Je lui conseillai de prendre le prix qu'on lui offrait, lui faisant observer que, dans les circonstances où l'on se trouvait, elle ne pouvait désirer rien de mieux. Elle répondit que je plaisantais sans doute; et s'adressant à son neveu, elle ajouta : *Le général est d'une générosité délicieuse, il parle de 500 mille francs comme d'une bagatelle.* Je vis qu'elle tournait mes avis en ridicule, et ne dis plus rien. Le lendemain elle me communiqua une lettre qu'elle adressait au roi Louis-Philippe sur l'affaire en question. Sa lettre était écrite avec esprit. Elle y faisait surtout un pompeux éloge de son propre désintéressement. En laissant le Roi libre de terminer à sa volonté, elle lui faisait cependant de telles observations, qu'il était impossible que Sa Majesté pût faire autrement que de donner 5 millions, ou de renoncer à l'acquisition. Les choses étaient encore dans cet état lors de la catastrophe du prince.

Lorsque M. de Gatigny mourut, M. de Surval sollicita instamment la protection et l'appui de Mme de Feuchères, pour lui faire obtenir la place d'intendant général, qui était postulée par plus d'un aspirant, et ce fut en effet à l'intervention de cette dame qu'il l'obtint. L'étiquette, dans la maison de Condé, ne permettait pas à l'intendant les honneurs du salon et de la table du prince. M. de Gatigny n'avait jamais pensé à les demander. La baronne les fit accorder à M. de Surval, bien que ce fût tout à fait contraire aux idées et aux habitudes de Mgr le duc de Bourbon. Il est vrai que lorsqu'il fut question de la nomination de M. de Surval, comme je tenais alors le portefeuille provisoirement, et que j'étais chargé de faire rédiger son brevet, il me supplia d'obtenir qu'il eût le titre d'*administrateur-général*. Le prince, à qui le titre était fort indifférent, me dit de faire ce que je voudrais à cet égard. Je fis donc insérer ce nouveau titre dans le brevet, par pure obligeance pour M. de Surval; mais monseigneur n'entendait nullement que, plus tard, on dût s'en prévaloir pour demander les honneurs du salon.

On voit d'après tout cela que M. de Surval avait de grandes obligations à la baronne, et ne pouvait, en conséquence, se mettre ouvertement en opposition avec elle, comme j'aurais pu le faire, ne lui ayant jamais rien demandé, et ayant constamment conservé vis-à-vis d'elle ma position d'homme indépendant.

En instituant le baron de Surval son exécuteur testamentaire, le prince eut sans doute la volonté et l'espoir de donner à ses serviteurs un protecteur et un appui. Comment ce mandat a-t-il été rempli? Dès le mois de décembre, il courut un bruit au Palais-Bourbon qu'on devait expulser de leurs logemens toutes les personnes qui n'étaient pas attachées à la maison de M. le duc d'Aumale. La chose me parut impossible; mais M. de Surval me confirma que rien n'était plus vrai. Je lui demandai s'il n'y aurait pas quelques exceptions, si, par exemple, le docteur Guerin, vieillard de 80 ans, qui avait servi les trois Condés, le fidèle Manoury, et tant d'autres dignes d'intérêt, seraient compris dans la mesure. Il me répondit qu'il n'y avait exception pour personne, que tout le monde devait quitter le Palais-Bourbon pour le 15 janvier. J'avoue que mon indignation fut grande, et que je l'exprimai d'une manière assez énergique. Je dis à M. l'intendant que quant à moi je n'attendrais pas ce terme, et que je quitterais le palais sur le champ. Ce que j'ai fait. Le premier ordre d'évacuer donné par une circulaire de M. de Surval, n'eut pas d'effet. Il le renouvela sans plus de succès, car la plupart des pauvres serviteurs du feu prince, sans emploi et sans asyle, n'auraient su où en trouver au milieu de l'hiver. Ils restèrent donc : au moins on n'a pas eu recours à la force pour les faire sortir, mais il demeure constant que l'administration de M. le duc d'Aumale a voulu et veut encore chasser du palais de son auguste et généreux bienfaiteur ceux qui lui ont été légués avec l'héritage des Condés!

Pendant la semaine qui précéda l'enterrement, les dames de la cour du Palais-Bourbon continuèrent à dîner tous les jours chez Mme de Feuchères. Après les derniers devoirs rendus à notre infortuné prince, je rentrai à Paris. M'étant présenté chez la baronne, je ne lui dissimulai pas tout le chagrin que j'éprouvais de la manière dont les affaires de monseigneur et les intérêts de plusieurs de ses serviteurs avaient été traités. Elle me dit que c'était M. de Surval qui avait arrangé tout cela avec le prince; qu'elle n'avait pas même vu le testament, et que, quant à elle, on lui avait ôté 2 millions!! Je cherchai à lui faire comprendre que l'immense fortune que lui assignait encore la libéralité de M. le duc de Bourbon, lui traçait des devoirs; elle ne parut pas partager ma manière de voir. Je ne l'ai pas revue depuis.

FIN.

POST-SCRIPTUM.

Des retards imprévus ont mis obstacle à la
prompte impression de cet écrit; et, durant sa
publication, la Cour royale a rendu son jugement dans le procès sur la mort de Mgr le duc
de Bourbon. Un jugement prononcé de si haut,
a droit sans doute à tout mon respect.

Cependant, du moment où j'avais reconnu la
tendance de l'opinion publique au sujet de ce
funeste évènement, j'avais hautement exprimé

la pensée que le seul moyen de la satisfaire était
de soumettre la chose à un jugement et à des dé-
bats publics, et, par l'audition solennelle et la
déposition orale des témoins, de répondre, autant que possible, à ses vives exigences.

L'arrêt rendu par la Cour royale, après une
instruction à huis clos, n'a pu changer ma manière de voir à cet égard; je forme, au contraire,
plus fortement que jamais, le vœu qu'il soit avisé
aux moyens légaux les plus étendus, afin d'a-
mener une enquête publique sur les circonstances qui ont privé la France du dernier des
Condés. Cette catastrophe est assez grave; elle a
dû assez vivement frapper l'esprit des peuples
et des gouvernemens, pour qu'aucun moyen ne
doive être négligé pour en éclaircir le mystère;
et je pense qu'une instruction publique devant

le premier de nos corps politiques et judiciaires,
devant la Cour des pairs, pourrait seule fixer
irrévocablement l'opinion sur ce malheur inoui.

P. L.

1er juillet 1831.